Ousm.
Raymond K. Cessouma
Afseta Méda /Ganamé

Education sexuelle au Burkina Faso, défis et perspectives

Ousmane Lenglengué
Raymond K. Cessouma
Afseta Méda /Ganamé

Education sexuelle au Burkina Faso, défis et perspectives

Le poids des facteurs socioculturels sur la communication parents-adolescents en matière de sexualité au Burkina Faso.

Presses Académiques Francophones

Impressum / Mentions légales
Bibliografische Information der Deutschen Nationalbibliothek: Die Deutsche Nationalbibliothek verzeichnet diese Publikation in der Deutschen Nationalbibliografie; detaillierte bibliografische Daten sind im Internet über http://dnb.d-nb.de abrufbar.
Alle in diesem Buch genannten Marken und Produktnamen unterliegen warenzeichen-, marken- oder patentrechtlichem Schutz bzw. sind Warenzeichen oder eingetragene Warenzeichen der jeweiligen Inhaber. Die Wiedergabe von Marken, Produktnamen, Gebrauchsnamen, Handelsnamen, Warenbezeichnungen u.s.w. in diesem Werk berechtigt auch ohne besondere Kennzeichnung nicht zu der Annahme, dass solche Namen im Sinne der Warenzeichen- und Markenschutzgesetzgebung als frei zu betrachten wären und daher von jedermann benutzt werden dürften.

Information bibliographique publiée par la Deutsche Nationalbibliothek: La Deutsche Nationalbibliothek inscrit cette publication à la Deutsche Nationalbibliografie; des données bibliographiques détaillées sont disponibles sur internet à l'adresse http://dnb.d-nb.de.
Toutes marques et noms de produits mentionnés dans ce livre demeurent sous la protection des marques, des marques déposées et des brevets, et sont des marques ou des marques déposées de leurs détenteurs respectifs. L'utilisation des marques, noms de produits, noms communs, noms commerciaux, descriptions de produits, etc, même sans qu'ils soient mentionnés de façon particulière dans ce livre ne signifie en aucune façon que ces noms peuvent être utilisés sans restriction à l'égard de la législation pour la protection des marques et des marques déposées et pourraient donc être utilisés par quiconque.

Coverbild / Photo de couverture: www.ingimage.com

Verlag / Editeur:
Presses Académiques Francophones
ist ein Imprint der / est une marque déposée de
AV Akademikerverlag GmbH & Co. KG
Heinrich-Böcking-Str. 6-8, 66121 Saarbrücken, Deutschland / Allemagne
Email: info@presses-academiques.com

Herstellung: siehe letzte Seite /
Impression: voir la dernière page
ISBN: 978-3-8381-7392-4

TABLE DES MATIERES

I

DEDICACES

Ce travail est dédié :

✓ *A mes parents,* **Pamoussa et Rasmata**, *vous qui nous avez éduqué avec beaucoup de tendresse et inculqué en nous l'amour du travail. Trouvez en cette production la consécration de vos bénédictions et de vos efforts inlassables à notre égard. Puisse Dieu, vous permettre de rester encore longtemps à nos côtés afin que nous puissions profiter de vos précieux conseils !*

✓ *A ma chère épouse* **Wend Payangdé Sylvie Samira**, *pour ton amour, ton soutien constant et tes nombreux sacrifices. Puisse le Tout Puissant continuer de veiller sur notre union !*

✓ *A ma fille* **Anaëlle Melville Haïfa**, *tu as été pendant longtemps privée de la présence de ton père .Puisse cette œuvre te consoler et susciter en toi l'amour du travail bien fait et l'excellence dans tes entreprises futures. Je t'exhorte à faire mieux que moi.*

✓ *A mes frères et sœurs, pour votre soutien et votre attachement aux valeurs familiales. Que Dieu nous garde unis !*

REMERCIEMENTS

Nous tenons à exprimer nos sincères remerciements à tous ceux qui, d'une manière ou d'une autre, nous ont apporté leur soutien au cours de notre formation.

Nos remerciements s'adressent en particulier :

✓ Madame la **Directrice Générale** de l'Ecole Nationale de Santé Publique et son personnel ;

✓ L'équipe de la **Direction Régionale** de l'ENSP Bobo :

– Monsieur le **Directeur Régional** de l'ENSP Bobo et son personnel, Dr **Traoré Germain** ;

– Le Chef de service de formation des Agents Spécialistes, Mr **Koudougou J.Baptiste** ;

– Les Coordonnateurs de la promotion 2010– 2012 : Mme **Méda Afseta**, Mme **Tamini Cécile**, Mr **PercomaSomaïla**, Mr **Somda D. Innocent** ;

– L'ensemble des enseignants de l'ENSP.

✓ L'équipe de direction de notre étude :

▷ A notre Directeur de mémoire, **Docteur Raymond Cessouma**, pédiatre au CHU Souro Sanou, enseignant à l'Institut Supérieur des Sciences de la Santé de l'Université Polytechnique de Bobo Dioulasso. Malgré vos multiples contraintes et occupations, vous avez accepté de nous encadrer. Votre constante disponibilité, la clarté de vos idées et votre attention à nos multiples sollicitations ont fortement facilité et enrichi notre apprentissage. Veuillez trouver ici, l'expression de notre profonde gratitude !

⊳ *A notre conseiller de mémoire,* **Madame Afseta Méda,** *Chef de service de formation des sage femmes et maïeuticiens à l'ENSP Bobo. Malgré vos multiples occupations et contraintes, vous avez accepté de faire de l'aboutissement de l'œuvre, une de vos préoccupations majeures. Soyez en remerciée car sans vous, ce travail n'aurait pas abouti. Votre rigueur méthodologique et scientifique, votre amour du travail bienfait ont forcé notre admiration. Que Dieu le miséricordieux vous comble de ses multiples grâces !*

✓ *À* **Dr Léon Blaise Sawadogo** *et* **Monsieur Nebilé Batiené,** *vous qui nous avez initié à la méthodologie de la recherche. Veuillez trouver ici l'expression de notre profonde reconnaissance !*

✓ *Au* **Directeur régional de la Santé du Centre-Est** *et son staff ;*

✓ *A* **Dr Amédée Prosper Djiguemdé, Dr Michel NassaSawadogo, Dr Pierre Ilboudo, MrSeydou Golo Barro, Mme Mariam Traore/Galbany,** *pour vos conseils et soutiens multiples ;*

✓ *Au* **Médecin Chef du District Sanitaire de Garango,** *à tous les membres de l'ECD et tous les agents de santé pour votre parfaite collaboration et soutiens multiformes ;*

✓ *A Mr* **Emile Sawadogo,** *responsable CISSE du District sanitaire de Garango, Mme* **Daketta Compaoré,** *Mr* **Achilles Guigma,** *Mr* **Achilles Yaméogo,** *Mme* **Chantal Guigma,** *pour vos soutiens et précieux apports ;*

✓ *A nos camarades de la 2ème promotion ASSOG :***Karim, Tiémassé,Sambo, Adama, Boubou, Mariam, Alima, Issa,**

Ninda, ainsi que ceux de la 1ère et 3ème promotion pour le soutien inestimable au cours de la formation ;

✓ *A tous ceux qui, d'une manière ou d'une autre ont contribué à l'aboutissement de cette production dont les noms n'ont pu être cités, nos sincères remerciements !*

DEFINITION DES TERMES

- **Pratique**

Littéralement, elle signifie l'exécution de ce qu'on a assimilé ou conçu, projeté ou imaginé. Elle réfère également à l'usage, la coutume, la façon d'agir dans un pays donné, dans une classe particulière de personnes.

- **Grossesse précoce :**

C'est toute grossesse survenue entre 14 -17 ans, avec l'immaturité des organes reproducteurs de la jeune fille et pouvant entraîner des conséquences néfastes sur sa santé.

- **Connaissance**

Elle est décrite comme une prise de recul personnelle ou collective par rapport à l'information. Elle résulte alors du traitement intellectuel et de l'appropriation par l'individu des informations qu'il acquiert.

- **Méthodes contraceptives**

Elles se définissent comme un ensemble de techniques et de moyens qui empêchent la conception. Elles se caractérisent par leur efficacité relative, leur innocuité et leur réversibilité.

- **Santé de la reproduction**

Pour l'OMS, la santé de la reproduction signifie le bien-être, tant physique que mental de la personne pour ce qui concerne l'appareil génital, ses fonctions et son fonctionnement, et pas seulement l'absence de maladies ou d'infirmités.

- **Préjugés**

C'est l'ensemble de croyances ou d'idées qu'on s'est faites sans fondement.

- **Infection sexuellement transmissible (IST)**

C'est une infection qui se transmet d'une personne infectée à une autre personne non infectée, le plus souvent lors des rapports sexuels non protégés (sans utilisation de préservatifs).

- **Adolescence**

C'est une période pendant laquelle l'être humain passe du stade de la première apparition des caractères sexuels secondaires à celui de la maturité sexuelle. Au cours de cette période, il y a également une transition au niveau social où l'adolescent passe du stade de dépendance sociale et économique totale à celui de l'indépendance relative. Il acquiert des structures psychologiques et les méthodes d'identification qui transforment l'enfant en adulte.

Cette identification prend en compte quatre étapes de l'adolescence:

- l'éveil sexuel vers 13-15 ans ;
- les premières expériences sexuelles vers 14-17 ans ;
- le rôle sexuel vers 16-19 ans ;
- le choix d'un rôle déterminant dans la société vers 18-25 ans.

RESUME

La santé des jeunes et adolescents préoccupe de plus en plus les communautés, particulièrement celles des pays en développement. Au Burkina Faso, de par le passé, des cadres formels existaient au sein des différentes sociétés pour accompagner les adolescents dans l'acquisition d'informations et de réponses à leurs préoccupations sur la sexualité. Mais aujourd'hui, force est de reconnaître qu'une certaine forme d'auto-éducation sexuelle tend à s'installer chez ces derniers.

Notre objectif était d'étudier les déterminants socioculturels limitant la communication entre parents et adolescents vis-à-vis de la sexualité.

Il s'est agit d'une étude transversale à visée descriptive. Nous avons procédé à un échantillonnage en grappes à deux niveaux. Les données ont été collectées auprès de 356 adolescents et parents d'adolescents au moyen d'entretiens individuels semi-structurés.

Des résultats de l'étude, nous notons que seulement 34,4% des parents et 19,10% des adolescents affirmaient communiquer sur la sexualité. Près de la moitié des parents (47,57%) avaient estimé que les femmes étaient mieux placées pour éduquer les adolescents sur la sexualité. Certains adolescents (11%) pensaient que parler de sexualité équivalait à se découvrir en tant que sexuellement actifs. En termes de connaissances des parents, les pilules contraceptives avaient été citées comme moyens de prévention des IST et 28,2% d'entre eux n'approuvaient pas l'utilisation des préservatifs par les adolescents pour prévenir les GND et les IST.

Sur la base de ce constat et en prenant en compte les suggestions des parents et adolescents, nous avons formulé des recommandations à l'endroit de ces derniers mais aussi à l'endroit des professionnels de la santé. Nous pensons que ces recommandations si elles sont prises en compte pourraient contribuer à faciliter la pratique de l'éducation sexuelle dans le cadre familial, voire à promouvoir la santé sexuelle et reproductive des adolescents.

Mots-clés : communication, parent, adolescent, sexualité.

LISTE DES TABLEAUX

LISTE DES FIGURES

LISTE DES ABREVIATIONS ET SIGLES

AAS : Association African Solidarité

ABBEF : Association Burkinabé pour le Bien Etre Familial

CHR : Centre Hospitalier Régional

CIPD : Conférence Internationale sur la Population et le Développement

CCC : Communication pour le Changement de Comportements

CISSE : Centre d'Information Sanitaire et de Surveillance Epidémiologique

CM : Centre Médical

CMA : Centre Médical avec Antenne Chirurgicale

CNSS : Caisse Nationale de Sécurité Sociale

CSPS : Centre de Santé et de Promotion Sociale

DPEBA : Direction Provinciale de l'Education de Base et de l'Alphabétisation

DS : District Sanitaire

EBCVM: Enquête Burkinabé des Conditions de Vie des Ménages

ENSP : Ecole Nationale de Santé Publique

GND : Grossesse Non Désirée

IEC : Information Education Communication

INSD : Institut National des Statistiques et de la Démographie

INSSA : Institut Supérieur des Sciences de la Santé

IPC : Initiative Privée Communautaire de lutte contre le VIH/Sida

IST : Infection Sexuellement Transmissible

IVG : Interruption Volontaire de Grossesse

OMS : Organisation Mondiale de la Sante

PAMAC: Programme d'Appui au Monde Communautaire et Associatif

PSN : Politique Sanitaire Nationale

RAJS : Réseau Africain des Jeunes pour la lutte contre le Sida

RGPH : Recensement General de la Population et de l'Habitat

SIDA : Syndrome d'Immuno- Déficience Acquise

SIO : Soins Infirmiers et Obstétricaux

SSA : Service de Santé des Armées

VIH : Virus de l'Immuno Déficience Humaine

INTRODUCTION

La période de l'adolescence constitue de nouvelles promesses dans la vie, mais n'est pas non plus à l'abri de dangers. A partir de la fin de la première décennie de leur existence, les jeunes baignent dans un monde d'occasions dont le champ s'élargit rapidement au fur et à mesure qu'ils gagnent de l'âge. Pendant cet intervalle de vie, se développent leurs caractères adultes en termes de taille, de poids, de sexualité, d'aptitudes intellectuelles, d'identité, de rôles économiques et sociaux.

Mais trop souvent, ce nouvel univers de croissance, de maturation et de découvertes expose les adolescents à des graves risques de santé, situation de risques encourus avant que ces derniers ne puissent disposer d'informations, de connaissances et d'expériences nécessaires pour les éviter ou les affronter.

En Afrique et particulièrement au Burkina Faso, l'encadrement et la responsabilisation des jeunes pour une entrée réussie dans la vie d'adulte étaient traditionnellement assurés par la famille élargie .Selon les localités, cet accompagnement se faisait au travers des camps et /ou des cérémonies d'initiation. Cet encadrement avait essentiellement pour but de les préparer à assurer des rôles d'époux /d'épouses, de mères ou de pères de familles et à leur inculquer des valeurs morales et sociales.

Aujourd'hui, face à une société en pleine mutation, une modernisation des moyens de communication et une globalisation de la culture, ce modèle éducatif semble s'effriter, cédant la place à une certaine forme d'auto éducation.

Ainsi, peu de jeunes de nos sociétés sont suffisamment préparés pour gérer leur vie sexuelle. Ils sont donc potentiellement vulnérables aux abus et à l'exploitation (surtout sexuelle), à des grossesses non désirées et à des infections sexuellement transmissibles (IST), notamment l'infection à VIH.

Nombreux sont ceux qui, entrant dans l'âge adulte, ont entendu des messages contradictoires et déroutants sur la sexualité et le genre. Ce sentiment est bien souvent exacerbé par la gêne, le silence, la désapprobation. Bien d'autres facteurs les empêchent d'aborder ouvertement des questions liées à la sexualité avec des adultes, notamment des parents, à un âge où ils en ont précisément le plus besoin.

Au regard du rôle primordial que peut jouer la communication entre parents et adolescents dans la promotion d'une meilleure santé de ces derniers, nous nous proposons d'aborder les déterminants socioculturels qui la limitent.

I. PROBLEMATIQUE

1.1 Enoncé du problème

La communication entre parents et adolescents est reconnue dans toutes les sociétés comme élément essentiel de prévention des risques de santé chez l'adolescent. Mais les faits montrent que sa pratique diffère d'une contrée et/ou d'une société à l'autre.

Ainsi, une étude menée en Avril 2002 aux Etats Unis d'Amérique soutient que 43% des adolescents de 15 à 17 ans discutent de questions liées à la sexualité avec leurs parents [1].

En Afrique, peu de jeunes âgés entre 15 et 19 ans affirment avoir déjà abordé des sujets liés au sexe avec leurs parents ou d'autres membres de la famille. En effet, au Malawi et en Ouganda, seulement 1/3 des filles de 15-19 ans et un 1/5 des garçons du même groupe d'âge disent que leurs parents ont déjà discuté de sujets liés au sexe avec eux [2]. Cependant en République Centrafricaine, il ressort que 42,6% des enfants parlent de la sexualité avec leurs parents [2].

Au Burkina Faso par contre, les chiffres sont préoccupants dans la mesure où seulement, 14,3% des adolescents de 15 à 19 ans affirment avoir déjà abordé la question de la sexualité avec un membre de la famille [4]. La situation n'est guère différente dans la Région du Centre-Est car des difficultés liées à la communication parents-adolescents en matière de sexualité existent aussi.

Pour une meilleure prise en compte de la communication dans les stratégies de préventions des risques sanitaires chez l'adolescent, de

3

nombreuses initiatives ont été développées tant au niveau international que national :

✓ Ainsi à la Conférence Internationale sur la Population et le Développement (CIPD) qui s'est tenue au Caire en 1994, les représentants de 179 pays ont convenu que les adolescents ont le droit d'obtenir des informations en ce qui concerne leur santé sexuelle et reproductive **[5]**.

✓ La constitution burkinabè, à travers l'article 8 de la loi sur la santé de la reproduction reconnaît également l'éducation sexuelle comme un droit pour tous **[6]**.

✓ On note aussi la création d'une Direction chargée de la promotion de la santé des adolescents et jeunes au sein du ministère de la santé. Ces efforts sont la reconnaissance manifeste des autorités politiques d'accompagner les différentes communautés dans la promotion de la santé des jeunes.

✓ Sous l'impulsion de la Direction de la santé des adolescents et jeunes ainsi que des partenaires techniques et financiers, on assiste à des actions visant la prévention des comportements adolescents à risque. Ainsi des organisations à base communautaire telles que l'ABBEF, le RAJS, l'AAS entre autres s'illustrent sur le terrain à travers diverses campagnes de sensibilisation. Le système éducatif intègre également dans les programmes scolaires des thèmes sur la santé sexuelle et reproductive.

Ces actions ont eu pour résultats la prise de conscience par les familles et les communautés de la primauté de leur rôle dans la promotion de la santé de la jeunesse.

Mais si des résultats encourageants ont été obtenus grâce aux actions menées, force est de constater que la communication entre parents et adolescents sur la sexualité reste peu satisfaisante.
Cette situation a pour résultante une insuffisance de connaissances essentielles en matière de santé sexuelle chez les adolescents. La proportion

(73%) d'adolescents burkinabé qui déclarent ne pas connaitre autre IST que le VIH illustre cette situation **[4]**. Aussi, en 2004 au niveau national, 52,2 % des adolescents de 15 à 19 ans disaient n'avoir pas eu d'informations sur la planification familiale au cours des 12 derniers mois **[4]**. Il en résulte donc une dégradation de la santé de cette frange de la population.

Ainsi, l'enquête nationale des adolescents stipule que 20,2% des filles de 15 à 19 ans ont déjà eu une grossesse et 18 % d'entre elles disaient avoir des amies proches qui avaient essayé d'interrompre une grossesse **[4]**. Dans le plan d'action 2011 du district sanitaire de Garango, on constatait que 13,26 % des cas d'IST concernaient les adolescents de 15 à 19 ans.

Dans l'optique d'apporter notre contribution à l'amélioration de la communication entre parents et adolescents sur la sexualité dans la ville de Garango, nous nous proposons d'étudier les déterminants socioculturels qui la limitent.

1.2 Justification de l'étude

- Notre choix du sujet résulte de notre propre difficulté à aborder la question de la sexualité avec nos jeunes frères et sœurs. Nous avons également constaté cette réalité dans notre entourage immédiat. En effet, en tant que prestataire de santé, il arrive que des familles nous interpellent par rapport aux difficultés qu'elles éprouvent dans l'éducation sexuelle de leurs enfants.

- Aussi, la communication parents-adolescents fait partie intégrante des diverses stratégies de réduction des risques sanitaires chez l'adolescent. La question est de plus en plus considérée dans les programmes des institutions sanitaires publiques et communautaires (PAMAC, ABBEF, RAJS, IPC...) surtout dans le contexte de la pandémie du VIH à laquelle les adolescents semblent beaucoup plus vulnérables.

- Notre intérêt pour le sujet réside également dans le fait que la communication parents-adolescents a fait l'objet ce quelques études au niveau national, mais une considération sous l'angle des déterminants d'ordre social et culturel mérite d'être explorée. A travers cette étude, nous souhaitons donc contribuer à orienter les décideurs et les programmes dans l'accompagnement des parents et familles en matière de promotion de la santé des adolescents. Enfin, elle pourrait aider les prestataires de santé dans leurs quêtes de réponses aux difficultés liées à l'éducation sexuelle des adolescents.

1.3 Question de recherche

Quels sont les déterminants socioculturels de la communication parents-adolescents sur la sexualité dans la ville de Garango ?

1.4 Hypothèses de recherche

1. Des pesanteurs socioculturelles définissent la communication parents-adolescents en matière de sexualité.

2. L'insuffisance de connaissances sur les thèmes liés à la sexualité chez les parents limite leurs capacités dans l'offre d'éducation sexuelle aux adolescents.

1.5 But de l'étude

Contribuer à l'amélioration de la communication entre parents et adolescents en matière de sexualité dans la ville de Garango.

1.6   Objectif général

Étudier les déterminants sociaux et culturels de la communication entre parents et adolescents en matière de sexualité.

1.7   Objectifs spécifiques

1. Décrire les caractéristiques sociodémographiques des parents et adolescents de la ville de Garango.

2. Apprécier les pratiques en matière de communication entre parents et adolescents sur la sexualité dans la ville de Garango

3. Identifier les pesanteurs socioculturelles qui limitent la communication parents-adolescents sur la sexualité à Garango

4. Identifier les connaissances des parents sur les thèmes liés à la sexualité à Garango

5. Recueillir les opinions et les suggestions des parents et adolescents pour améliorer la communication en matière de sexualité.

II. CONCEPTUALISATION DE L'ETUDE

2. 1 Revue de la littérature

Pour mieux cerner la problématique de la communication parents-adolescents en matière de sexualité, il est nécessaire que nous puissions définir les concepts-clés qui ont été utilisés dans notre étude. Aussi, la communication en matière de sexualité faisant partie des stratégies de promotion de la santé des adolescents, nous ne saurions étudier les déterminants socioculturels sans recourir aux documents susceptibles de nous renseigner sur la question.

Notre revue de la littérature s'articule autour des points suivants :

✓ la définition des concepts de l'étude,

✓ les généralités sur la communication parents-adolescents concernant la sexualité,

✓ les écrits et réflexions sur la question.

2.1.1 Définition des concepts de l'étude:

Toute recherche exige l'utilisation d'un certain nombre de représentations mentales générales et abstraites des objets étudiés dénommés « concepts». Ces concepts, pour être bien saisis, méritent d'être définis au préalable. Afin de permettre une lecture aisée et pour éviter des interprétations contradictoires, nous nous sommes assignés comme objectif de définir quelques notions clés autour desquelles gravitera notre démarche.

• **Parents d'adolescents**

On entend par **parents,** tous ceux qui s'occupent de manière significative d'adolescents et/ou assurent leurs soins primaires pendant une période prolongée de leur vie, sans percevoir de rémunération.

La notion s'étend aux parents biologiques, aux parents nourriciers, aux parents adoptifs, aux grands-parents, à d'autres proches ou à des personnes sans lien de sang comme les parrains ou marraines.

Il arrive souvent qu'en cas de pandémie, de guerre, de génocide et/ou de catastrophe naturelle, un enfant survivant devienne le chef de famille **[7]**.

- **L'adolescence**

C'est une période pendant laquelle l'être humain passe du stade de la première apparition des caractères sexuels secondaires à celui de la maturité sexuelle. Au cours de cette période, il y a également une transition au niveau social où l'adolescent passe du stade de dépendance sociale et économique totale à celui de l'indépendance relative. Il acquiert des structures psychologiques et les méthodes d'identification qui transforment l'enfant en adulte.

Cette identification prend en compte quatre étapes de l'adolescence:

- l'éveil sexuel vers 13-15 ans ;
- les premières expériences sexuelles vers 14-17 ans ;
- le rôle sexuel vers 16-19 ans ;
- le choix d'un rôle déterminant dans la société vers 18-25 ans.

Le concept d'adolescence recouvre plusieurs dimensions : biologique, démographique, sociale, psychologique, juridique, économique ; il n'est par conséquent pas étonnant que les définitions utilisées diffèrent selon les chercheurs. L'absence d'une définition univoque de ce concept rend ainsi difficile la détermination d'une période stable de la vie à laquelle s'appliquerait l'adolescence **[7]**.

Dans le cadre de notre étude et pour les besoins de l'analyse, nous convenons de définir l'adolescence comme la période de vie de l'homme allant de 12 à 19 ans.

- **La communication**

C'est un processus par lequel un émetteur et un récepteur établissent un contact pour échanger des informations, des idées, des opinions ou des sentiments. C'est l'action de motiver et de convaincre un individu ou un groupe afin qu'il adopte le comportement souhaité en prenant en compte ses besoins, sa perception, sa culture et son expérience à travers un processus basé sur la participation, l'échange et le respect mutuel.

- **La communication sur la sexualité**

Ce concept composite renvoie à la notion d'Information, d'Éducation et de Communication (IEC), dans la mesure où les cours d'éducation sexuelle dispensés à l'école font appel à l'information et à l'éducation. De même, au niveau du foyer, les parents peuvent compléter l'éducation scolaire en prodiguant de bons conseils aux adolescents pour qu'ils affrontent les réalités de la vie future de façon conséquente. Enfin, le dernier aspect est le fait qu'en discutant avec leurs parents, leurs pairs ou le personnel de santé, cela va déterminer leurs comportements.

- **La sexualité**

C'est l'ensemble des phénomènes sexuels ou liés au sexe, l'ensemble des modalités de la satisfaction sexuelle. Toutes les relations d'un être humain avec lui-même, avec les autres et avec la société sont influencées par le vécu de sa sexualité. La sexualité est une composante essentielle de l'épanouissement personnel. Elle existe dès la naissance et active des prototypes sensori-moteurs. Elle accompagne l'enfant au cours de sa maturation et est le fondement de la personnalité. Ce concept préside aux transformations de l'adolescence, est le ferment de l'union et le garant de la pérennité du couple **[25]**.

- **Education sexuelle**

Par **éducation sexuelle**, on entend une manière d'aborder l'enseignement de la sexualité et des relations interpersonnelles qui soit adaptée à l'âge, culturellement pertinente. Elle doit être fondée sur une information scientifiquement précise, réaliste et s'abstenant de jugements de valeur. L'éducation sexuelle offre la possibilité d'explorer ses propres valeurs et attitudes, et de développer des compétences en matière de prise de décisions, de communication et de réduction des risques, concernant de nombreux aspects de la sexualité **[8]**.Une éducation sexuelle efficace est le moyen de fournir aux jeunes des informations scientifiquement précises, culturellement pertinentes et adaptées à leur âge. Elle leur offre des possibilités structurées d'explorer les attitudes et valeurs qui sont les leurs. Cette éducation doit aussi permettre aux jeunes de mettre en pratique les compétences en matière de prise de décisions et de faire des choix, en connaissance de cause, concernant leur vie sexuelle.

- **Le développement sexuel d'une personnel**

C'est un processus qui comporte des dimensions physiques, psychologiques, affectives, sociales et culturelles. Il est, en outre, lié de façon inextricable au développement de son identité et se déploie dans des contextes socio-économiques et culturels spécifiques. La transmission des valeurs culturelles d'une génération à l'autre est un facteur important de socialisation ; les valeurs relatives au genre et à la sexualité en font partie **[9]**.

- **L'information**

C'est l'action de porter à l'attention d'un individu ou d'un public, des connaissances, des faits, des idées ou des problèmes que celui-ci ignorait auparavant dans le l'espoir qu'il les exploitera de manière positive **[10]**.

- **L'éducation**

Elle consiste à faire acquérir à un individu ou à un groupe des connaissances, des attitudes ou des pratiques jugées désirables de manière systématique et souvent progressive. Elle permet de « rendre capable». C'est l'action de former l'esprit de quelqu'un, de développer ses aptitudes intellectuelles, physiques et morales **[10]**.

- **Les pesanteurs socioculturelles**

Les pesanteurs sont comme une force d'inertie, une résistance au changement. Les pesanteurs socioculturelles sont comme des forces d'inertie, des attitudes de résistance spécifiques à un groupe donné qui se veut conservateur et très attaché aux traditions culturelles. Ces forces ne militent pas toujours en faveur d'un changement social utile ou non face à l'évolution actuelle des sociétés **[11]**.

- **Les rapports sociaux**

L'expression **"rapports sociaux"** désigne les relations, les interactions ou les liens d'interdépendance qui s'établissent entre les individus et les groupes en fonction des positions respectives de chacun dans l'organisation sociale.

Les rapports sociaux interpersonnels, entre individus et groupes et entre les groupes sont l'une des caractéristiques de la vie sociale. Ils peuvent être permanents, ponctuels, standardisés, précaires. Ils s'inscrivent chez les humains dans une trajectoire de vie à travers des interactions et des liens d'interdépendance. La socialisation, qu'elle soit familiale, culturelle, ou sur un lieu de travail, contribue à la construction d'une identité propre. La déconstruction de ces liens sociaux, suite à un évènement dit rupture, peut amener l'individu à entrer dans la spirale de l'exclusion **[12]**.

- **Le conflit**

Selon le dictionnaire **Le Petit Robert,** le conflit se définit comme une lutte, un combat. Le conflit est en quelque sorte la rencontre d'éléments, de sentiments contraires qui s'opposent.

Il désigne également une différence d'opinion qui contredit les buts ou les désirs de quelqu'un. Il précise que les malentendus et les différences de valeurs, buts, intérêts, attentes et priorités sont les sources principales de conflit.

Le conflit des âges ou de génération est dans ce contexte cette différence d'opinions, de priorités et d'intérêts qui se manifeste visiblement au sein des familles notamment entre les parents et les enfants.

2.1.2 Les généralités sur la communication parents-adolescents en matière de sexualité

La **Constitution burkinabé** à travers la LOI N° 049-2005 / AN du 22 décembre 2005 portant **Santé de la Reproduction** contribue à la promotion de la santé des adolescents et des jeunes. Ainsi en ses :

- **Article 8** : Tous les individus y compris les adolescents et les enfants sont égaux en droit et en dignité en matière de santé de la reproduction. Le droit à la santé de la reproduction est un droit fondamental garanti à tout être humain, tout au long de sa vie, en toute situation et tout lieu. Aucun individu ne peut être privé de ce droit dont il bénéficie sans discrimination aucune

13

fondée sur l'âge, le sexe, la fortune, la religion, l'ethnie, la situation matrimoniale ou sur toute autre considération.

- **Article 11** : Tout individu y compris les adolescents et les enfants, tout couple a droit à l'information, à l'éducation concernant les avantages, les risques et l'efficacité de toutes les méthodes de régulation des naissances.

- **Article 16** : Tout couple, tout individu, a l'obligation de contribuer à la sauvegarde, à la protection et à la promotion de l'état de bien-être des personnes âgées, adultes, adolescents et enfants, hommes et femmes, qui constituent son entourage, par l'assistance, le conseil, l'information, l'éducation et la communication.

En 1994, **Cloutier R.[13]**, décrivait les principes et les attitudes à éviter pour une communication réussie entre adultes et adolescents :

- **Les principes d'une bonne communication verbale**

Les premières questions à se poser lorsque l'on parle de communiquer sont: « Suis-je prêt à y mettre les efforts? », « Le moment est-il approprié pour se parler?». En effet, est-ce un moment privilégié d'échanger ses idées, ses sentiments et ses connaissances avec d'autres personnes ? Pour établir une telle communication, il faut respecter certaines règles de base comme:
- Tenir compte que l'autre est différent de so . Le langage doit lui être accessible et le ton adapté selon que l'on s'adresse à un enfant, à un adolescent, à un adulte ou à un étranger;
- Avoir une image claire et précise de ce que l'on a à dire;
- Vérifier que les définitions des mots soient les mêmes afin d'éviter une distorsion du message;

- Développer les idées une à la fois et en limiter, si possible, le nombre en tenant compte de la capacité de mémorisation de l'interlocuteur;
- Répéter les idées principales du message ou les idées plus complexes;
- Reformuler une idée dès que la rétroaction indique qu'elle a été mal comprise;
- Résumer occasionnellement sa pensée;
- Associer l'inconnu au connu et relier les nouvelles idées aux idées émises précédemment permet de faire la comparaison des similitudes et des contrastes rendant ainsi le message plus clair;
- Attirer l'attention sur les points les plus importants en élevant la voix, en faisant des pauses ou en utilisant d'autres façons de captiver l'auditeur;
- Avoir quelque chose de pertinent à dire ou qui soit enrichissant pour l'autre.

- **Les attitudes à éviter si l'on veut maintenir une bonne communication**
- Donner des conseils non demandés;
- Ne pas laisser la chance à l'autre de placer un mot;
- Poser les questions les unes après les autres sur un ton exigeant;
- Porter un jugement sur la personne qui parle ou sur son sujet de conversation;
- Faire des remarques sarcastiques ou négatives sur la personne ou sur son sujet de conversation;
- Donner un autre sens aux paroles de l'autre;
- Bloquer la conversation en interrompant l'autre sans cesse;
- Ne pas regarder son interlocuteur;
- Prendre un ton de voix non approprié au contenu de la conversation **[13]**.

- **Les obstacles à la communication :**

Une bonne communication implique une ouverture de la part des deux parties en cause. Cependant, il arrive parfois que certaines attitudes, tant du côté du parent que de l'adolescent, deviennent des obstacles à la communication.

En effet, un adolescent peut trouver irritant d'être toujours aux ordres d'un parent gendarme, d'écouter les longs sermons d'un parent-prêcheur, de se faire ridiculiser et rabaisser par un parent cynique ou juger par un parent critique.

Par contre, le parent a parfois à faire face à certaines attitudes de la part de son enfant qui peuvent être une entrave à la communication. En effet, celui-ci trouve parfois agaçant de se retrouver face à un adolescent renfermé qui ne lui répond que par monosyllabe ; à un adolescent hypersensible dont les réactions sont démesurées par rapport à la nature des échanges ou à un adolescent qui ne l'écoute pas mais qui dit tout comprendre [14].

L'**OMS** à travers un document intitulé « Aider les parents à améliorer la santé de l'adolescent dans les pays en développement », décrit un certain nombre de concepts essentiels à une éducation sexuelle efficace. Ces concepts sont résumés sous l'appellation de rôles parentaux repartis autour de cinq pôles, dont chacun exerce une influence spécifique sur la santé de l'enfant et son évolution :

- **Liens familiaux**

Une relation émotionnelle positive et stable entre parents et adolescents constitue un facteur de protection important pour la santé et le développement de l'adolescent. Ces liens sont formés de comportements qui font sentir aux adolescents qu'ils sont aimés et entourés. Il s'agit d'une dimension de la relation parents-adolescents que l'on peut aussi désigner sous les termes de chaleur, affection, intérêt, consolation, attention, protection, soutien ou amour. Il est tout aussi important de prendre en considération la contribution de l'adolescent lui-même à ce lien.

Les liens entre parents et enfants ne se créent pas à l'adolescence. Il est probable que les plus fortes des relations parents-adolescents s'enracinent dans la première enfance. Quelles que soient les cultures, les adolescents qui se sentent acceptés par leurs plus proches sont moins susceptibles de s'engager dans des comportements à risque.

Le tableau se présente de façon très différente chez les adolescents qui se trouvent rejetés par leurs proches à travers des comportements qui expriment l'absence d'affection, l'hostilité et l'agressivité, ou l'indifférence et le dédain. On observe chez ces adolescents, une atténuation de ce lien en parallèle avec l'hostilité et l'agressivité, l'accroissement de la dépendance, la baisse de l'estime de soi et de l'autonomie, d'où une instabilité émotionnelle qui augmente. Par ailleurs, la présence d'un lien stable avec les parents est corrélée à des degrés de compétence sociale plus élevés dans l'adolescence.

Le sentiment qu'ont les adolescents d'être aimés et appuyés revêt une grande importance. Fréquemment qualifié de "chaleur", ce lien affectif entre parents et enfants recouvre une certaine qualité mise par les parents dans les comportements qu'ils utilisent pour exprimer leurs sentiments physiques, verbaux et symboliques envers leurs enfants. L'une des extrémités de la chaîne de la "chaleur" se caractérise par l'acceptation parentale; l'autre est marquée par le rejet des parents. Ce rejet peut se manifester par l'absence, ou à une insuffisance lourde de ces sentiments ou comportements.

Le rejet parental peut revêtir les traits suivants :

– froideur, manque d'affection;

– hostilité, agressivité;

– indifférence, négligence;

– rejet non spécifié, dans lequel l'adolescent a le sentiment que les parents n'ont pas d'intérêts réels envers lui, sans qu'il y ait d'indications précises à cet effet.

- ## Surveillance des comportements

La surveillance des comportements, également dénommée réglementation, suivi, fixation de limites, recouvre les actes parentaux destinés à former ou à contenir les comportements des adolescents. Ces actes comprennent la supervision et le contrôle des activités des adolescents, l'établissement de règles et de sanctions pour leur non-respect. Elle suppose également la claire communication d'attentes en matière de comportements.

Si la surveillance des comportements revêt une grande importance dans toutes les cultures, nombre de facteurs propres à diverses circonstances détermine le degré de surveillance optimale. Si l'adolescent vit dans un cadre de forte violence (guerre, génocide, crime organisé), les parents devront être particulièrement vigilants quant aux comportements de l'adolescent, afin d'augmenter ses chances de sécurité et de survie.

- ## Respect de la personnalité

Par respect de la personnalité, on entend le fait de permettre à l'adolescent d'acquérir une saine perception de sa propre personne, indépendamment de ses parents. Reconnaître et autoriser ce sens de la valeur personnelle et de l'identité est important pour tous les adolescents. On retrouve cette notion dans la Convention des Nations Unies sur les droits de l'enfant, qui reconnaît explicitement la capacité d'évolution des enfants.

Les recherches transculturelles démontrent que les adolescents ayant l'impression d'être méprisés, réprimés, manipulés, violés par leurs proches présentent des problèmes de comportement nettement plus fréquents.

Les parents doivent éviter de se montrer excessivement critiques à l'égard des adolescents dans le but de les forcer à l'obéissance. Ils doivent au contraire leur faire confiance. Ils doivent également favoriser leurs points sur les questions familiales importantes et les inciter à nourrir des rêves et des objectifs.

- **Modèle de comportement**

En tant que personnes influentes les parents fixent des normes au sein du ménage par leurs propres comportements et attitudes, autant que par leurs interprétations des normes de la société dans son ensemble.

Dès leur plus jeune âge, les enfants s'identifient à leurs parents, et notamment à celui du même sexe. Ils en viennent à partager la perception du monde de leurs parents, à s'imprégner de leurs valeurs, et à tenter de reproduire leurs comportements. Cette situation se poursuit dans l'adolescence. Mais les parents ne se rendent souvent pas compte que leurs discours, leurs réactions, et leurs actes, ont des effets sur l'adolescent. Consciemment ou inconsciemment, celui-ci va se conformer ou s'adapter aux comportements et attitudes définies par les parents au sein du ménage. Les parents se transforment en rôles modèles : leurs pratiques et leurs attitudes deviennent des exemples de comportements dans de nombreux aspects de la vie quotidienne, y compris celui de la santé.

- **Vie quotidienne et protection**

Les parents ne peuvent répondre à tous les besoins d'un adolescent en pleine croissance. Parfois, et surtout dans le monde en développement, ils ne parviennent pas même à assurer leurs besoins élémentaires d'alimentation, d'habitat, de vêtement, d'éducation et de santé. Quelles que soient leurs conditions, les parents sont dans l'incapacité de fournir la totalité, des conseils, des possibilités d'éducation, d'emploi, d'expériences de la vie. Les parents jouent en revanche un rôle important pour aider les adolescents à accéder à d'autres ressources de la communauté, hors de la cellule familiale. Cela implique pour les parents, la quête de relations et possibilités au sein de la communauté de nature à compléter ce que la famille est en mesure d'apporter seule.

Les parents doivent eux-mêmes disposer de ressources pour subsister et ainsi de moyens pour peser sur les voies et manières du développement de l'adolescent.

Ces rôles parentaux, qui capitalisent ceux joués plus tôt dans l'enfance, se jouent au quotidien dans les rapports avec les adolescents. Les parents n'ont en général pas conscience de chacun des rôles, ni de leurs conséquences possibles sur la santé et le développement de leurs progénitures.

Selon **Boucher F.[14]**, plusieurs facteurs liés à l'adolescent influent sur les rapports sociaux avec les parents. Ainsi donc, l'image de soi, le sentiment de compétence, la volonté de réussir, l'intériorisation des valeurs sociales et morales sont étroitement liés à la façon dont les parents jouent leur rôle et maintiennent leurs rapports avec leurs enfants. En plus de servir de modèles auxquels les adolescents s'identifient, les parents les supervisent et les soutiennent dans leur conquête de l'indépendance adulte. Chaque parent a son style qui conditionne de façon significative les relations familiales.

Voici cinq différents styles de communication qu'on peut observer chez les parents:

➢ **Le style autocratique :** le parent autocratique formule clairement ses demandes et les impose. Ce n'est donc pas avec lui que l'adolescent apprendra à s'autocontrôler et à exprimer son point de vue.

➢ **Le style désengagé : c**'est le parent qui laisse l'enfant à lui-même sous prétexte de le rendre plus autonome. C'est probablement la façon d'agir la plus néfaste pour le développement du jeune qui n'apprend pas à respecter les règles.

➢ **Le style permissif : c**'est le type de parent très à l'écoute de son jeune mais qui exige peu en retour. Naguère habitué à partager ou à supporter les délais dans la satisfaction de ses besoins, l'adolescent aura de la difficulté à répondre aux exigences des autres.

➢ **Le style démocratique : c**'est le parent qui amène l'adolescent à donner le meilleur de lui-même en l'écoutant et en respectant son droit de parole. Il soutient son enfant dans ses projets dans la mesure où il le peut et il ne se gêne pas pour exiger de lui qu'il assume ses responsabilités.

➢ **Les styles mixtes : u**n même parent peut changer de style selon la situation à laquelle il a à faire face: démocratique un jour, permissif ou autocratique un autre jour. Il en est de même pour l'autre parent, ce qui peut devenir embêtant lorsque les parents ne se mettent pas d'accord sur les principes de base à appliquer. La seule façon d'éviter ces contradictions est de décider qu'il n'y aura pas de décision finale sans consulter l'autre parent [14].

L'approche globale de l'éducation à la sexualité consiste à aller bien au-delà de la stricte prévention des risques de grossesse et des IST. Le message doit aborder plus largement tous les domaines qui touchent à la sexualité.

Il est d'autre part important de développer la capacité des jeunes à connaître leurs propres limites, à savoir dire oui ou non, savoir identifier leur

21

orientation sexuelle. L'important est qu'ils soient capables de faire des choix éclairés.

L'approche globale prend aussi en compte l'ensemble des acteurs qui participe à l'éducation à la sexualité : les jeunes eux-mêmes, les parents, les enseignants, les travailleurs sociaux, les intervenants spécialisés, les médias et de plus en plus l'internet **[15]**.

2.1.3 Synthèses de quelques études et réflexions sur la communication parents-adolescents en matière de sexualité

Mingotar Y. et **al [16]**à travers une analyse exploratoire des données issues de l'enquête nationale des adolescents menées au Burkina Faso en 2004, révèlent que la moitié des adolescents burkinabè est entrée en sexualité avant 19 ans. Il ressort de cette analyse que les variables de l'environnement familial et des processus familiaux n'ont pas eu d'effets significatifs sur l'entrée en sexualité des garçons. Mais chez les filles, le type de famille, la cohabitation intergénérationnelle dans le ménage et le niveau de contrôle social prédisent l'entrée en sexualité. Les structures communautaires et les réseaux informels d'amis ont des effets significatifs sur le comportement sexuel des adolescents. Il ressort qu'il y a nécessité de renforcer les actions visant le rapprochement entre parents et adolescents. Ce renforcement concerne également le contrôle social des adolescents et la collaboration avec les institutions communautaires de socialisation des enfants **[16]**.

A travers une étude transversale menée en 2009 dans la ville de Bobo Dioulasso, **Somé D. A.** et **al[17]**ont établi que 52% des adolescents ont eu des échanges sur la question de la sexualité avec leurs parents. Les adolescentes communiquent surtout avec leurs mères mais les messages ne sont pas de bonne qualité. Les parents eux-mêmes ne connaissant pas bien les méthodes contraceptives. L'étude nous dit qu'une approche ciblée sur les familles constituerait une stratégie durable de réduction des risques chez ces adolescentes [17].

Abdias au Tchad [21], révèle que des facteurs sociaux et culturels limitent l'accès des adolescents aux informations et à une communication sociale ouverte sur la sexualité avec les parents et le monde des adultes. Il ressort qu'au constat de ce déficit, les adolescents manifestent le besoin de s'assumer pour ce qui concerne la lutte préventive contre les infections sexuellement transmissibles et le VIH [21].

En 2004, une analyse des données issues des **enquêtes nationales** chez les adolescents de 12 à 19 ans de quatre pays (Burkina Faso, Ghana, Malawi, Ouganda),a rapporté des niveaux divergents du contrôle parental. Les niveaux sur la communication parents-enfants sur les questions sexuelles restent faibles. Dans tous les 4 pays, le lien entre le faible niveau de contrôle parental chez les garçons et la pratique de rapports sexuels a été établit. Par contre chez les filles, ce lien a été établit dans 3 pays. On retient également de l'étude que la communication parent-enfant a été associé à une utilisation des contraceptifs chez les adolescentes ghanéennes et ougandaises, d'où la nécessité d'une implication des parents dans les programmes destinés à promouvoir la santé sexuelle et reproductive des adolescents [18].

Par contre, une autre étude qui a eu lieu en 1998 dans la ville de **Bouaké** en **Côte d'Ivoire** montre que les parents enquêtés ont, en général, une bonne connaissance des IST/SIDA. La communication entre parents et enfants au sujet de ces affections existe. Toutefois, elle demeure

23

défectueuse à cause de la représentation du sexe comme un sujet tabou voire gênant. On note une démission de 50% des pères de famille qui considèrent l'école, la télévision et leurs conjointes comme seuls responsables de l'éducation des enfants sur les IST et le SIDA. Aussi l'étude relève que 70% des mères de famille opèrent une sélection sociale entre les enfants qui ont droit à l'éducation sexuelle. Cela a pour conséquence l'exclusion de la communication sur les IST/SIDA, des collatéraux et autres enfants confiés ainsi que des jeunes de 20 ans révolus. L'étude indique que l'instauration d'une communication décrispée entre les acteurs sociaux internes à la cellule familiale à propos des IST et du SIDA, passe par la formation des parents (mère et père) **[19]**.

Selon une enquête menée en 1998 à Lomé par **Kouwonou K.** et al, les parents ne sont pas à l'aise avec le sujet de la sexualité. Ce malaise se manifeste par la honte et la peur d'en parler avec leurs enfants et en quels termes le dire. Les adolescents de ce fait culpabilisent donc leurs parents au sujet des problèmes de sexualité qu'ils ont connu. De cette enquête, il ressort que le manque de dialogue sur la sexualité est encore plus manifeste dans les familles où il n'y a pas de communication entre parents et enfants **[20]**.

Michel C. [24] fait un bilan rapide des travaux récents qui ont examiné les relations entre les adolescents et leurs parents. Il s'articule autour des deux principales fonctions qui définissent l'exercice de la tâche parentale : l'attachement et le contrôle. Le rôle du contrôle sur le développement est plus controversé car ce terme fait appel à des notions contradictoires et l'excès comme le manque de contrôle se révèlent pénalisants sur le développement des adolescents. L'article nous apprend également que la présence de conflits entre parents et adolescents est inévitable pour plusieurs raisons qui tiennent au développement même des adolescents. Ces conflits peuvent remplir des fonctions positives dans le développement des adolescents, favoriser la négociation et l'évolution des interactions familiales. Ils entraînent toutefois des effets défavorables sur le développement lorsqu'ils surviennent dans un climat familial marqué par la tension, l'hostilité et la coercition.

2.2 Cadre de référence

Notre cadre conceptuel s'inspire de la revue de la littérature. Celui-ci présente la communication parents-adolescents sur la sexualité comme sujette à des interactions entre plusieurs facteurs.

La communication parents adolescents en matière de sexualité est donc notre variable dépendante. Dans notre contexte, cette communication peut être influencée par des variables indépendantes qui sont les facteurs liés à l'environnement social et culturel du couple parents/adolescent, mais aussi les facteurs d'ordre socio démographiques.

2.2.1 Description des variables de l'étude

> **Les caractéristiques sociodémographiques**

Dans notre étude, elles se rapportent à :
- l'âge en années révolues du parent et de l'adolescent ;
- le sexe du parent et de l'adolescent ;
- le niveau d'instruction : niveau scolaire atteint ou le passage dans un centre d'alphabétisation ;
- le type de parent qui traduit la nature du lien familial entre l'adolescent et son tuteur ;
- le statut professionnel du parent : occupation professionnelle rémunérée.

> **Les pratiques de communication en matière de sexualité**

Il s'agira pour nous de vérifier :

- L'existence de la communication sur la sexualité : échanges entre le parent et l'adolescent sur des questions se rapportant à la sexualité ;
- la régularité de la communication entre parents et adolescents sur des thèmes liés à la sexualité ;
- les supports utilisés pour communiquer sur la sexualité (oral, livresque, masse media…) ;
- la diversité des thèmes abordés entre parents et adolescents en matière de sexualité.

▷ **Les pesanteurs culturelles**

Elles représentent le poids de certaines valeurs ou conceptions sociales et culturelles qui défavorisent une bonne pratique de la communication sur la sexualité. Dans le cadre de notre étude, nous retiencrons :

- le genre qui dans notre étude, repartit la responsabilité de l'éducation sexuelle entre l'homme et la femme ;
- les phénomènes émotionnels tels que la gêne ou la honte qui déterminent l'aisance des parents à aborder la question de la sexualité avec les adolescents et vice versa ;
- les us et coutumes qui peuvent favoriser ou interdire la communication sur la sexualité : regroupent les tabous et les interdits culturels ;
- la religion qui selon certaines perceptions et compréhensions, peut ou non recommander la pratique de l'éducation sexuelle.

▷ **Les connaissances des parents sur les thèmes liés à la sexualité**

Pour notre étude sur la communication en matière de sexualité, nous avons voulu évaluer le niveau de connaissances des parents en lien avec :

- Les risques liés à la sexualité précoce : symbolisent l'exposition des adolescents aux conséquences néfastes de la sexualité pour cette tranche d'âge, notamment les IST, le VIH, les GND, la paternité et la maternité précoces, déscolarisation etc...

- Les moyens de prévention des IST : ensemble des méthodes, techniques et comportement dont l'adolescent pourraient adopter pour éviter de contracter une IST ;
- Les moyens de prévention des GND :ensemble des méthodes, techniques et comportement dont l'adolescent pourraient adopter pour éviter de contracter une IST ;

2.2.2 Relations entre les variables de l'étude

Le schéma d'analyse met en relation les liens et chaînes causales qui expliquent l'existence ou non d'une communication en matière de sexualité entre les parents et adolescents. Il nous oriente aussi quant à la qualité des contenus de la communication qui sont déterminés par les connaissances qu'ont les parents sur ces thèmes.

En somme, nous retenons que trois éléments interagissent entre eux et ont pour aboutissement la pratique ou non de la communication sur la sexualité entre parents et adolescents. Ces éléments exercent une influence sur la diversité et la qualité des thèmes abordés dans cette communication.

Ainsi, les caractéristiques sociodémographiques agissent directement sur les connaissances des parents en matière de sexualité et indirectement sur les pesanteurs socioculturelles. Les pesanteurs socioculturelles conditionnent la capacité des parents à disposer de connaissances ayant trait à la sexualité. Elles définissent également les possibilités pour les parents d'aborder les questions de la sexualité avec les jeunes

Ainsi nous pouvons schématiser le cadre conceptuel comme suit :

27

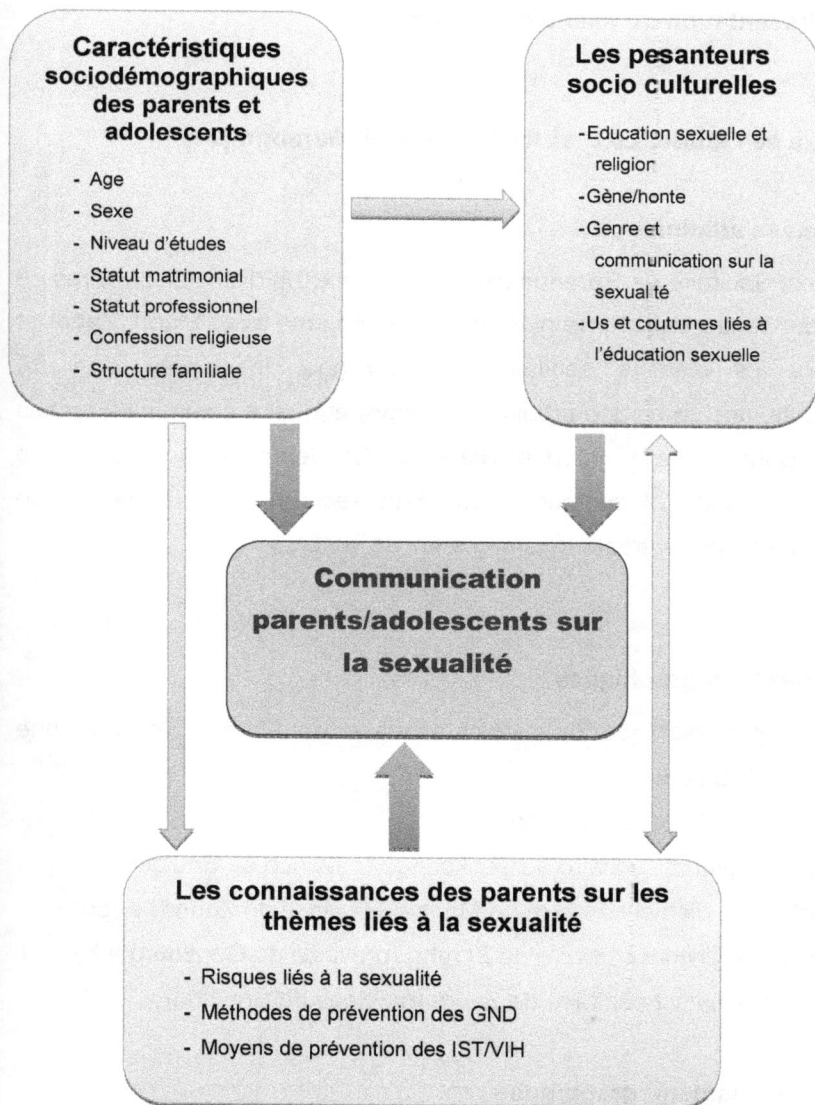

```
┌─────────────────────────┐          ┌─────────────────────────┐
│     Caractéristiques     │          │     Les pesanteurs       │
│  sociodémographiques     │          │    socio culturelles     │
│      des parents et      │          │                          │
│       adolescents        │          │ -Education sexuelle et   │
│                          │          │  religion                │
│   - Age                  │  ───────▶│ -Gène/honte              │
│   - Sexe                 │          │ -Genre et                │
│   - Niveau d'études      │          │  communication sur la    │
│   - Statut matrimonial   │          │  sexualté                │
│   - Statut professionnel │          │ -Us et coutumes liés à   │
│   - Confession religieuse│          │  l'éducation sexuelle    │
│   - Structure familiale  │          │                          │
└─────────────────────────┘          └─────────────────────────┘
```

Communication parents/adolescents sur la sexualité

Les connaissances des parents sur les thèmes liés à la sexualité

- Risques liés à la sexualité
- Méthodes de prévention des GND
- Moyens de prévention des IST/VIH

<u>Figure 1</u>: Schémas du cadre de référence

III. METHODOLOGIE

3.1 Présentation du milieu de l'étude

3.1.1. Cadre de l'étude: Le District sanitaire de Garango [23]

- **Données administratives**

Le District Sanitaire de Garango est l'un des sept(07) districts sanitaires de la région du Centre-Est .Sur le plan provincial, il forme avec Bittou, Zabré et Tenkodogo, les districts sanitaires du Boulgou. Il compte cinq (5) départements, une commune urbaine (Garango) et quatre communes rurales (Béguédo, Boussouma, Komtoéga, Niaogho). On dénombre au total quatre vingt-quinze villages et secteurs (dont sept secteurs dans la commune urbaine de Garango) et trente trois hameaux de cultures.

- **Données géographiques**

L'étendue géographique du district sanitaire de Garango occupe une superficie de 1193,38 km^2.
L'aire sanitaire du district est limitée :
- à l'Est par le district sanitaire de Tenkodogo (province du Boulgou) ;
- à l'Ouest par le district sanitaire de Manga (Province du Zoundwéogo) ;
- au Nord par le district sanitaire de Zorgho (province du Ganzourgou) ;
- au Sud par le district sanitaire de Zabré (province du Boulgou).

- **Données démographiques**

La population du district sanitaire de Garango) est de 186 789 habitants pour l'année 2012. Cette population a été obtenue à partir de la projection des populations des districts faite sur la base du recensement général de la population (RGPH 2006).

La taille de cette population répond à la norme nationale par district qui se situe entre 100.000 et 300.000 habitants.

- **Morbidité générale**

Pour l'année 2010, le nombre total de nouvelles consultations des différentes formations sanitaires s'élèvent à 161 090.

Les statistiques issues de la surveillance épidémiologiques dans les différentes formations sanitaires du district avaient révélé en 2009, de réels motifs de préoccupations. En effet, on note une forte prévalence des maladies infectieuses surtout chez les enfants de moins de cinq(05) ans avec une morbidité et une mortalité intra-hospitalière élevée.

En 2010, cette situation n'a pas beaucoup évolué, et ce malgré les nombreux efforts déployés par l'ensemble des prestataires et le travail de sensibilisation abattu par les organisations à base communautaire.

De façon générale, on note une augmentation des cas de paludisme et des autres pathologies, comparativement à 2009. Il faut également signaler la persistance des IST qui constitue la dixième pathologie en termes de motif de consultation au cours de l'année 2010.

Cela s'explique en partie par une insuffisance dans l'application des mesures de prévention contre ces différentes pathologies par les populations. De plus, on note un recours tardif à la consultation curative dans les formations sanitaires, le premier recours demeurant la médecine traditionnelle. Cette situation justifie l'association fréquente de ces pathologies à des complications rendant difficile très souvent la prise en charge dans les services de soins du premier échelon. Le problème se pose avec acuité au niveau du paludisme avec la survenue fréquente d'anémie sévère qui oblige les Centres de Santé et de Promotion Sociale, à recourir couramment à l'évacuation des patients vers le Centre Hospitalier Régional de Tenkodogo.

En ce qui concerne les IST, les sujets âgés de plus de 14 ans sont les plus touchés avec une proportion de 84.32% en 2010. Dans ce groupe, les femmes semblent être les plus concernées par ces infections avec une proportion de 85.29%. Par ailleurs, les douleurs pelviennes et les écoulements vaginaux chez les femmes sont les principaux syndromes d'IST rencontrés avec respectivement 35.48 % et 28.27 % des cas.

Cette situation traduit la nécessité de poursuivre les actions de promotion des comportements sexuels responsables dans le district afin d'inverser la tendance actuelle.

La mise en place dans le district d'une cellule de prise en charge des personnes vivant avec le VIH au cours du deuxième semestre de 2008, ainsi que la mise en œuvre effective des différentes stratégies de lutte avec l'accompagnement des différents partenaires, ont permis d'améliorer les résultats. On note particulièrement un renforcement significatif de l'activité de dépistage de l'infection à VIH en 2010 comparativement à l'année précédente. Cette dynamique du dépistage explique en partie l'augmentation du nombre de cas de VIH enrôlés dans la file active en 2010.

Tous les patients inscrits dans la file active bénéficient d'un suivi clinique régulier et reçoivent une chimioprophylaxie à base de Cotrimoxazole. Le traitement antirétroviral est également dispensé suivant les critères d'éligibilité en vigueur.

En dépit des avancées significatives grâce à la bonne motivation du personnel de santé, des difficultés persistent. Au nombre de ces difficultés, on note l'insuffisance de formation du personnel sur la prise en charge du

VIH/SIDA, le manque d'infrastructures et d'équipements adaptés ainsi que l'ignorance de la population. Ces difficultés réduisent malheureusement la qualité des prestations fournies.

Le nombre de décès chez les moins de cinq ans enregistré par les formations sanitaires du district est de 58 cas en 2010 contre 27 cas pour l'année 2009. Le paludisme reste la principale cause de ces décès.

Par ailleurs, un cas de décès maternel a été notifié en 2010 contre 03 cas en 2009.

L'anémie sévère a été la cause du décès selon les résultats de l'audit réalisé. Le premier retard à savoir le retard de recours aux soins de santé a été incriminé.

Ce cas même s'il est unique, met en relief le problème de la faible utilisation des services de santé par les groupes à risque, conduisant souvent à des situations dramatiques pour le système de santé et la communauté.

3.1.2 Champ de l'étude: La ville de Garango [22]

La ville de Garango est localisée dans la province du Boulgou. Elle est distante de Tenkodogo (chef-lieu de province) de 21 km et de 150 km environ de Ouagadougou. Elle est traversée par la Route Nationale numéro 17 et constituée de 07 secteurs administratifs découpés en quartiers ou sous-secteurs En termes d'infrastructure sanitaire, la ville abrite un hôpital de district, un siège de district sanitaire et 03 CSPS.

Garango est une ville carrefour pour les populations venant des Régions du Centre, celles du Centre Est et de l'Est. Les échanges commerciaux se font également avec les populations des pays voisins que sont le Ghana et le Togo. Certains transporteurs routiers en transit vers l'extérieur ou l'intérieur du pays, y séjournent souvent. Cette situation favorise la propagation des maladies à potentiel épidémique et des IST/ VIH/ Sida.

Selon le RGPH 2006, la population de la commune de Garango était de 71 408 habitants et 48% de cette population se trouve au chef-lieu de la commune. La population des moins de 15 ans représentait 45%.En ce qui concerne la densité, elle était de 329 habitants /km^2 en milieu urbain contre 91 habitants/km^2 en milieu rural.

Pour notre étude, nous nous intéresserons à la zone urbaine de la ville de Garango qui géographiquement couvre les secteurs numéro 1, 3,6 et 7. Ce choix s'explique par le fait que cette partie de la ville abrite environ la moitié de la population de la commune et aussi, elle est composée de populations autochtones et allogènes (venues des autres régions du pays).

Sur la base d'une projection issue des données du RGPH 2006 (avec un taux d'accroissement naturel de 2,67%), la tranche d'âge de 12 à 19 ans des secteurs sus cités représente 17,81% soit 3323 adolescents.

Tableau I: Indicateurs sociodémographiques du district sanitaire de Garango

Indicateurs	Niveau	Source
Taux d'accroissement annuel	2.67 %	RGPH 2006
Densité	157 habitants/km^2	DS Garango
Taux brut de natalité	47.5 ‰,	RGPH 2006
Indice synthétique de fécondité	6.5	RGPH 2006
Taux brut de mortalité	15.3 ‰	RGPH 2006
Taux de mortalité infantile	111.3 ‰	RGPH 2006
Taux de mortalité infanto-juvénile	184.3 ‰	RGPH 2006
Taux de mortalité maternelle	307,3 /100000 N V	RGPH 2006
Espérance de vie	51.8 ans	RGPH 2006

Selon la Direction Provinciale de l'Education Nationale et de l'Alphabétisation du Boulgou, en 2009, le taux de scolarisation de la Commune était estimé à 80,76% dont 82,05% pour les garçons et 69,34% pour les filles.

Sur le plan ethnique, la population est composée majoritairement de Bissa, Mossi, Peulhs, Yana.

Certaines pratiques traditionnelles néfastes à la santé telles que l'excision des jeunes filles, le mariage précoce et forcé, le lévirat, le sororat et les interdits alimentaires persistent dans la Commune.

Les funérailles et autres cérémonies coutumières et religieuses occasionnent d'importants regroupements de population. Ce qui peut constituer des facteurs de propagation de certaines pathologies telles que les IST et le Sida.

Les principales religions pratiquées par les populations sont l'Islam, le Christianisme, et l'Animisme.

La Commune est également caractérisée par la fréquence élevée des mouvements migratoires. Ces mouvements se font à différentes échelles et dans plusieurs directions:

- Au **niveau régional** vers les centres urbains et semi urbains, dans le cadre des échanges commerciaux (Tenkodogo, Bittou, Koupéla, Pouytenga, Cinkansé etc.), vers les sites aurifères de Youga,de Komtoéga ou de Kièka, et vers les plaines irriguées de Bagré ou les autres retenues d'eau de la région.

- Au **niveau national** vers les grandes villes du pays (Ouagadougou, Bobo-Dioulasso, etc.), vers certaines provinces avoisinantes en saison pluvieuse (Zoundwéogo, Ganzourgou), et les autres sites aurifères du pays.

- Au **niveau international**, vers certains pays africains (Côte d'Ivoire, Ghana, Guinée Equatoriale, Libye, Gabon, Congo, Angola, Afrique du Sud, etc.) et vers certains pays occidentaux (Italie, Espagne, Etats Unis). Cette migration internationale engendre d'importantes retombées financières pour les populations de la Commune. Mais elle a également pour conséquences la déstructuration des cellules familiales. Elle constitue également des risques en matière de propagation des IST et du VIH. En effet selon le plan d'action 2012 du district sanitaire de Garango, en 2010, 13,26% des cas d'IST notifiés concernaient les jeunes de 15-19 ans.

3.2 Type d'étude

Il s'agit d'une étude transversale à visée descriptive.

3.3 Population d'étude

- **Population cible**

Elle concerne l'ensemble des familles d'adolescents et les adolescents de la ville de Garango.

- **Population source**

Notre population source est constituée des adolescents et des parents d'adolescents vivant dans la zone urbaine de la ville de Garango.

- **Critères d'inclusion**
- Tout parent d'adolescent vivant depuis au moins 3 mois dans la zone urbaine de la ville de Garango et hébergeant sous son toit au moins un adolescent de 12 à 19 ans.

- Tout adolescent de 12 à 19 ans vivant depuis au moins 3 mois dans la zone urbaine de la ville de Garango avec un (des) parent(s).

- Tout parent d'adolescent ou adolescent répondant aux deux premiers critères et acceptant de participer librement à l'enquête.

- **Critères de non inclusion**

Nous avons exclus les adolescentes mariées, les présumant sexuellement actives et plus susceptibles de vivre sous le toit et l'influence d'un conjoint plutôt que de parents ou figures parentales.

3.4   Echantillon / Echantillonnage

3.4.2 Détermination de la taille de l'échantillon

Pour l'estimation de la taille de notre échantillon, nous avons utilisé les données suivantes :

- Population actualisée des adolescents de notre champ d'étude : 3323 ;

- La prévalence de la communication parents/adolescents sur la sexualité au niveau national : 14,3% ;
- Pour cette étude nous avons voulu une précision à 5%
- Un niveau de confiance de 95%.

L'introduction de ces différentes données dans l'utilitaire de mesure **StatCalc** du logiciel **Epi Info** version **3.5.3**, nous a fourni une taille de l'échantillon estimée à 178 adolescents.

L'étude étant centrée sur le couple parent/adolescent, nous avons également pris 178 parents pour la collecte de données.

3.4.3 Méthode d'échantillonnage

Pour la sélection des unités d'études, nous avons effectué un échantillonnage en grappes. Chaque quartier retenu pour l'étude a constitué une grappe.

Pour la sélection des grappes, nous avons utilisé un pas de sondage sur la base de la liste des quartiers de la zone urbaine de la ville de la ville de Garango.

A l'intérieur de chaque grappe, nous avons procédé à un échantillonnage aléatoire pour le recrutement des adolescents et parents d'adolescents devant figurer dans l'enquête. A cet effet, nous avons identifié un centre sociologique dans chaque grappe (concession du chef de quartier).

Après cela, nous avons emprunté de manière hasardeuse une direction. Nous avons recruté les adolescents et parents d'adolescents répondant aux critères et se trouvant sur notre droite, et ainsi de suite jusqu'à obtenir le nombre souhaité à travers tous les quartiers retenus comme grappes.

3.5   Opérationnalisation des variables de l'étude

Tableau II: Opérationnalisation des variables de l'étude

Concepts	Dimensions	Composants	Indicateurs
Caractéristiques sociodémographiques	Lien familial entre le parent et l'adolescent	Ascendants	Père, mère
		Collatéraux	Frère, sœur,
		Famille élargie	Tante, oncle, cousin, autres
	Age	Age du parent/adolescent	Nombre d'années révolu
	Niveau d'instruction des parents et des adolescents	Scolarisation	Oui/non
		Niveau de scolarisation	Primaire, secondaire, supérieur
		Non scolarisation	scolarisé
		Alphabétisation	alphabétisé
	structure de la famille	Taille de la famille (nombre de membre)	Moins de 5 ; 5-10 ; 10+
		Polygamie	polygame
		Monogamie	monogame
		Nombre d'ados dans la famille	Nombre=
		Tuteur/tutrice	père et mère, père seul, mère seule, oncle/tante, vit seul, autres
	Statut professionnel du parent	En activités	Salarié, commerçant,Secteur informel
		Chômage	Sans emploi
		Retraite	Retraité

Concepts	Dimensions	Composants	Indicateurs
Pratiques sur la communication parents adolescents en matière de sexualité	Existence de la communication sur la sexualité dans le cadre familial	Les parents abordent la sexualité avec les adolescents	Communique sur la sexualité
		Les adolescents soumettent leurs préoccupations sur la question à leurs parents	Aborde les parents sur la sexualité
	Régularité de la communication sur la sexualité	Rythme de la communication	Au moins1fois/semaine, 1fois/mois, 1fois/trimestre, 1fois/an
	Modes de communication sur la sexualité	Moyens utilises	Discussions/dialogues, livres, émissions radio/TV
	Diversité du contenu de la communication sur la sexualité	Thèmes abordés	Cite les thèmes abordés
Pesanteurs socioculturelles et communication sur la sexualité	Religion	Conformité de l'éducation sexuelle avec les prescriptions religieuse	Conforme aux prescriptions religieuses

Concepts	Dimensions	Composantes	Indicateurs
Pesanteurs socioculturelles et communication sur la sexualité	Genre	Distribution des rôles dans l'éducation sexuelle	Qui s'occupe de la communication sur la sexualité avec les adolescents
	Aisance pour aborder la sexualité	Gêne/honte	Eprouve de la gêne/honte : Oui, non
	Us et coutumes vis-à-vis de l'éducation sexuelle	Existence de tabous/ Interdits sur l'éducation sexuelle	Tabou, interdits sur la sexualité
Connaissances des parents sur les thèmes liés à la sexualité	Sexualité précoce	Connaissances des risques liés à la sexualité précoce	Oui, non
			Cite les risques
	Prévention des GND	Connaissances des moyens de prévention des GND	Oui, non
			Cite les moyens de prévention
	Prévention des IST/VIH	Connaissances des moyens de prévention des IST et du VIH	Oui, non
			Cite les moyens de prévention

Concepts	Dimensions	Composantes	Indicateurs
Suggestions en vue de l'amélioration de la communication parents/adolescents sur la sexualité	Propositions contribuant à améliorer les pratiques de l'éducation sexuelle	Suggestions des parents	Proposent des pistes de solution
		Suggestions des adolescents	Proposent des pistes de solution

3.6 Méthode, technique et instrument de collecte de données

3.6.1 Méthode
Nous avons utilisé l'enquête comme méthode de collecte de nos données.

3.6.2 Technique
L'entretien individuel semi-structuré a constitué notre technique de collecte des données.

3.6.3 Instruments
Nous avons utilisé deux types de questionnaires (un pour les parents et un pour les adolescents retenus pour l'enquête) comportant des questions fermées et des questions ouvertes.

Deux méthodes ont été utilisées pour la validation des instruments:

- **Méthode des juges** : Nous avons eu recours aux appréciations de nos encadreurs afin d'avoir plus de cohérence entre les objectifs de l'étude, les techniques et l'instrument utilisé.

- **Pré-test** : Le questionnaire a été testé dans une ville voisine, notamment celle de Tenkodogo. Le but était de permettre une meilleure compréhension des questions par les enquêtés. Les leçons tirées du pré-test ont été mises à profit pour finaliser l'instrument de collecte ainsi que les traductions.

3.7   Déroulement de l'étude

- **La procédure administrative**

Une demande formulée par le Directeur Régional de l'ENSP Bobo à l'endroit de monsieur le Directeur Régional de la Santé du Centre Est, nous a permis d'avoir officiellement une autorisation d'enquête.

- **Choix et formation des enquêteurs**

Nous avons eu recours à des agents de santé qui ont une expérience sur la production de l'information sanitaire. Nous nous sommes chargés de la supervision des enquêteurs sur le terrain en vue de nous assurer d'une bonne collecte des données.

Les agents de santé sélectionnés ont bénéficié d'une formation en une journée sur les instruments et les techniques de collecte.

- **L'enquête proprement dite**

Après le pré test, nous avons procédé aux corrections et à la reproduction des fiches d'enquête. Après cela, nous avons procédé à l'enquête proprement dite qui s'est déroulée du 1er au 21Mars 2012. Le recrutement des enquêtés s'est fait de façon aléatoire dans les concessions, la rue, les espaces publics (marchés, écoles, services administratifs...)

- **Considérations éthiques**

Nous avons cherché à obtenir le consentement éclairé direct des adolescents de 18 à 19 ans. Pour les moins de 18 ans, nous avons obtenu le consentement oral d'un parent ou tuteur avant d'aborder ceux et celles admis et demander leur accord. La participation à l'étude a donc été volontaire. Le choix de ne pas se soumettre au questionnaire a été respecté.

Le respect de l'anonymat des personnes enquêtées a été garanti et elles ont été informées du but et des objectifs de l'étude

3.8   Difficultés rencontrées

Aborder des thèmes aussi sensibles que ceux des rapports entre parents et adolescents et celui de la sexualité, ne peut être exempt de contraintes surtout dans le contexte familial africain. En effet, le sexe est l'aspect le plus intime de la vie privée, et l'enfant a le devoir de réserve et de retenue quant à aux comportements de ses parents.

En effet, les difficultés rencontrées résident surtout dans l'enquête de terrain :

La première concerne la recevabilité de l'enquête auprès des parents et des adolescents. La réticence de certains était due, d'une part au caractère tabou de la sexualité et d'autre part à la gêne lorsqu'on en parle, surtout devant une personne de sexe opposé.

Aussi l'étude étant en rapport avec les relations parents-enfants, ces certains éprouvaient de la gêne pour parler de leurs géniteurs ou tuteurs.

L'utilisation des expressions atténuant la gêne et l'explication aux adolescents du caractère anonyme et confidentiel de leurs réponses ont permis à ceux-ci de parler de leurs difficultés en matière de communication avec leurs parents sur la sexualité. Toutefois, cette stratégie s'est révélée non convaincante devant certains adolescents qui ont eu du mal à s'exprimer franchement.

3.9 Méthodes de traitement des données

Les fiches d'enquêtés ont fait l'objet d'abord d'un dépouillement manuel pour vérifier l'exhaustivité et la validité du remplissage avant leur analyse à l'aide du logiciel **EPI INFO** version **3.5.3**.

Les résultats de l'analyse ont été présentés sous forme de tableaux et de figures à l'aide du logiciel Microsoft Excel version 2010. Les traitements de texte ont été faits à l'aide du logiciel Microsoft Word version 2010.

IV. PRESENTATION DES RESULTATS

4.1 Participation à l'étude

Nous avions prévu mener l'enquête auprès de 356 individus (178 adolescents et 178 parents). Après la collecte et le dépouillement, le niveau de réalisation de l'étude est de 100%, car effectivement 178 adolescents et 178 parents d'adolescents ont accepté participer à l'enquête.

4.2 Caractéristiques socio démographiques des sujets enquêté

* **Age des enquêtés**

Tableau III: Répartition des adolescents selon l'âge
n=178

Age (ans)	Effectif	Proportion (%)
12	4	2,2
13	13	7,3
14	23	12,9
15	20	11,2
16	36	20,2
17	36	20,2
18	27	15,2
19	19	10,7
Total	**178**	**100**

L'âge moyen des adolescents enquêtés était de 16,14 ans avec des extrêmes de 12 et 19 ans.

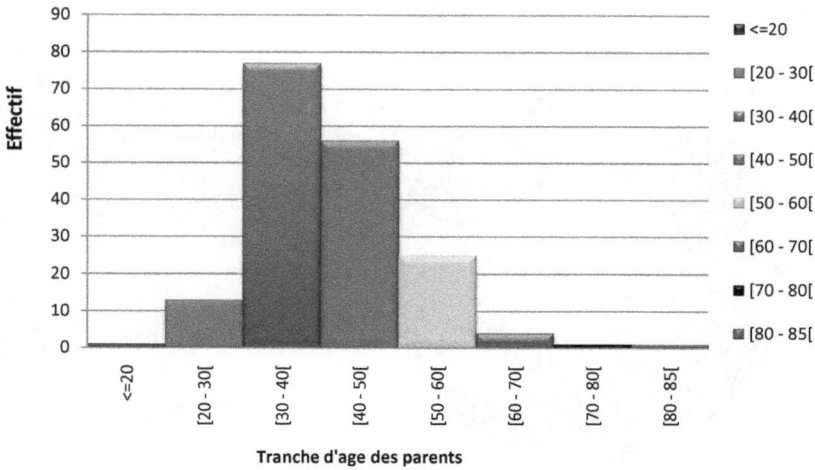

n=178

Figure 2: **Tranches d'âge des parents d'adolescents enquêtés**

La tranche d'âge la plus importante des parents enquêtés était celle de [30-40[; 20 et 84 ans constituant les âges extrêmes.

- **Sexe des enquêtés**

Les adolescents de sexe féminin représentaient 51,70%, d'où un sexe ratio de 0,93.

Par contre pour les parents d'adolescents, les enquêtées de sexe féminin représentaient 64 % avec un sexe ratio de 0,56.

- **Niveau d'instruction des enquêtés**

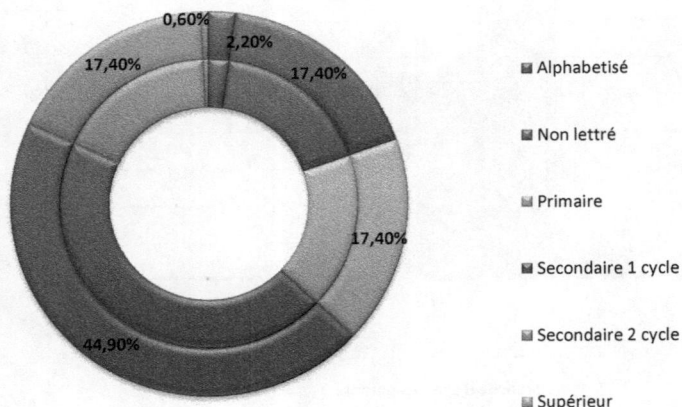

0,60%
2,20%
17,40%
17,40%
17,40%
44,90%

Alphabetisé

Non lettré

Primaire

Secondaire 1 cycle

Secondaire 2 cycle

Supérieur

n=178

Figure 3: Répartition des adolescents selon le niveau d'instruction

Sur les 178 adolescents enquêtés, 44,9% avaient un niveau scolaire 2eme cycle, mais 17,40% n'avaient pas été scolarisés.

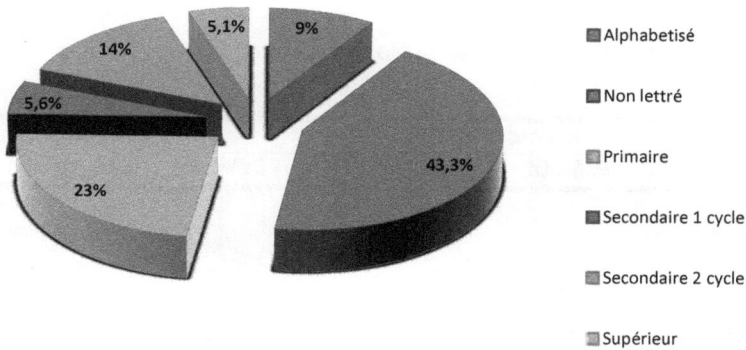

Légende:
- Alphabetisé
- Non lettré
- Primaire
- Secondaire 1 cycle
- Secondaire 2 cycle
- Supérieur

(Valeurs: 5,1% ; 9% ; 14% ; 5,6% ; 43,3% ; 23%)

n=178

Figure 4: Répartition des parents selon le niveau d'instruction

Le niveau de scolarisation le plus important des parents d'adolescents était le primaire soit 23%, 43,3% des parents enquêtés n'étaient pas lettrés.

- **Religion des enquêtés**

Tableau IV: Répartition des enquêtés selon la religion

n=178

Types de religion pratiquée	Parents d'adolescents		Adolescents	
	Effectif	Proportion %	Effectif	Proportion %
Animiste/Religion traditionnelle	3	1,70	2	1,1
Catholique	68	38,2	70	39,3
Musulmane	89	50	90	50,6
Protestant	14	7,9	12	6,7
Pas de religion	4	2,2	4	2,2
Total	**178**	**100**	**178**	**100**

Les moitiés des parents d'adolescents (50%) et des adolescents (50,60%) enquêtés étaient musulmans, la religion la moins pratiquée était celle dite traditionnelle ou animisme.

- **Statut professionnel des parents d'adolescents**

Tableau V: Répartition des parents les occupations professionnelles

n=178

Types d'occupation	Effectif	Proportion %
Commerçant	47	26,4
Cultivateur	8	4,5
Retraité	3	1,7
Salarié	37	20,8
Sans emploi	48	27,
Secteur informel	35	19,7
Total	178	100

Les parents d'adolescents sans emploi étaient les plus nombreux (27%), suivis des commerçants (26,4%) et des salariés (20,8%).

- **Statut matrimonial des parents d'adolescents**

Tableau VI: Statut matrimonial des parents
n=178

Statut matrimonial	Effectif	Proportion %
Célibataire	11	6,2
Concubin	17	9,6
Divorcé	5	2,8
Marié	127	71,3
Veuf	18	10,1
Total	178	100

Plus de 4/5 des parents d'adolescents partageaient leur foyer avec un conjoint (mariés 71,3% et concubin 9,6%).

- **Types de tuteurs des adolescents**

Tableau VII: Types de parents hébergeant les adolescents

n=178

Types de parents	Effectif	Proportion %
Frère/sœur	12	6,7
Mère seule	19	10,7
Oncle/tante	47	26,4
Père et mère	83	46,6
Père seul	6	3,4
Autre	11	6,2
Total	**178**	**100**

La majorité des adolescents (46,60%) vivaient sous la responsabilité de deux parents (père et mère), suivi de ceux qui vivaient avec des oncles/tantes (26,40%).

4.3 Résultats relatifs aux pratiques de communication sur la sexualité entre parents et adolescents

- **Opinions des parents vis-à-vis de l'éducation sexuelle**

Parmi les parents, 66,30% d'entre eux avaient exprimé leurs inquiétudes quant aux comportements sexuels des adolescents.

Egalement 43,3% d'entre eux pensaient que leurs enfants pourraient avoir des petits amis.

De ce fait, une bonne proportion des parents (75,80% de ceux qui étaient inquiets des comportements des adolescents) pensaient qu'une éducation sexuelle à l'endroit des adolescents demeurait une nécessité.

Les parents d'adolescents estimaient que l'âge moyen de début de l'éducation sexuelle était de 14,19 ans avec des extrêmes de 12 et 20 ans.

- **Pratiques de l'éducation sexuelle au sein des familles**

Seulement 19,10% des adolescents affirmaient avoir déjà interpellé leurs parents sur une question ayant trait à la sexualité et 80% de ces derniers disaient avoir trouvé satisfaction aux réponses fournies.

Cette proportion était légèrement plus élevée (34,3%) chez les parents qui affirmaient aborder des sujets sur la sexualité avec leurs adolescents.

33,7% des adolescents approuvaient que leurs parents les interpellaient spontanément sur des questions liées à la sexualité.

- **Rythme de la communication sur la sexualité**

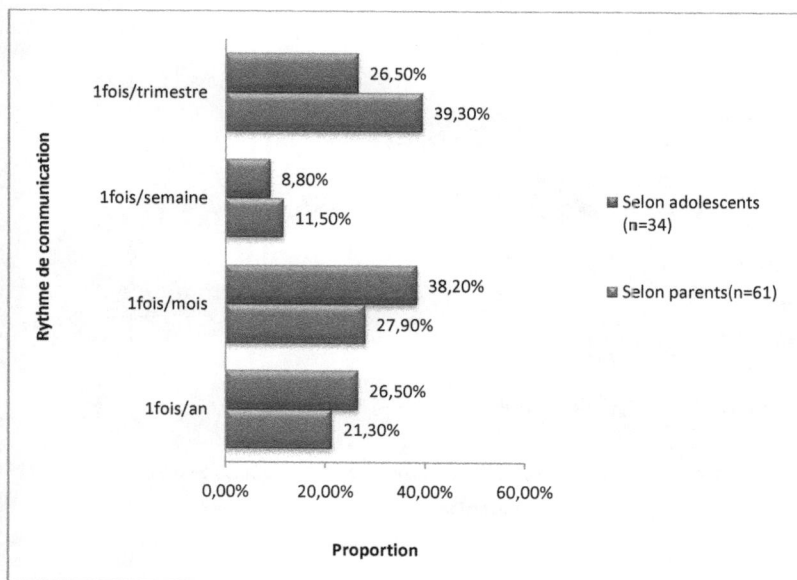

Figure 5: Rythme de communication sur la sexualité

Selon les parents, 39,30% (24/61) de ceux d'entre eux qui communiquaient sur la sexualité le faisaient en moyenne une fois par trimestre.

Chez les adolescents la meilleure régularité de la communication était d'une fois par mois, soit 38,23% (13/34) des réponses.

- **Modes de communication en matière de sexualité entre parents et adolescents**

Pour aborder les questions liées à la sexualité des adolescents, 72,10% des parents (44/61) procédaient par des dialogues/discussions.

- **Autres membres de la famille s'occupant de l'éducation sexuelle des adolescents**

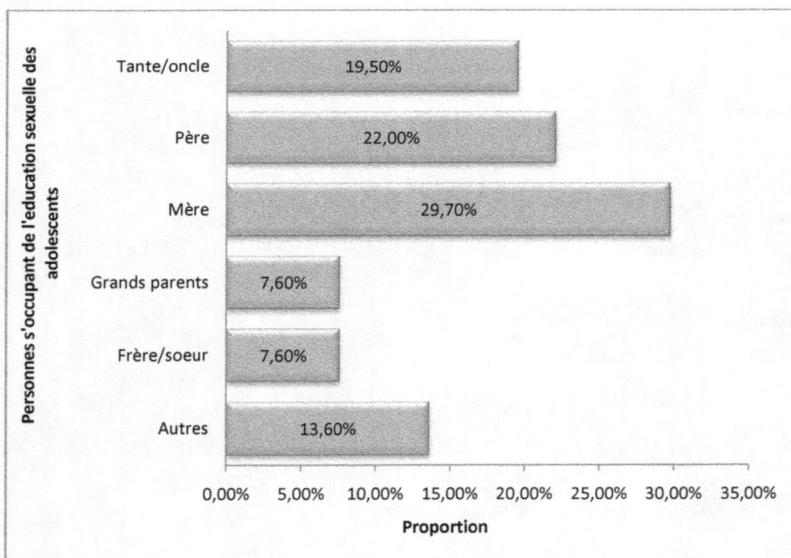

n=117

Figure 6:Profil des personnes responsables de l'éducation sexuelle des adolescents au sein des familles

Les mères (29,70%) de famille semblaient plus responsabilisées dans l'éducation sexuelle des adolescents selon les dires des parents qui ne communiquaient pas avec leurs adolescents sur la question.

Parmi les parents qui avaient déjà parlé de sexualité avec leurs adolescents, seulement 29,9% d'entre eux disaient être informés des thèmes faisant l'objet de discussion avec les autres membres de la famille.

Parmi les parents qui ne communiquaient pas sur la sexualité avec leurs adolescents, 93,20% d'entre eux disaient ne pas être informés des préoccupations en matière de sexualité de leurs enfants.

- **Thèmes de SR que les adolescents souhaiteraient aborder avec leurs parents**

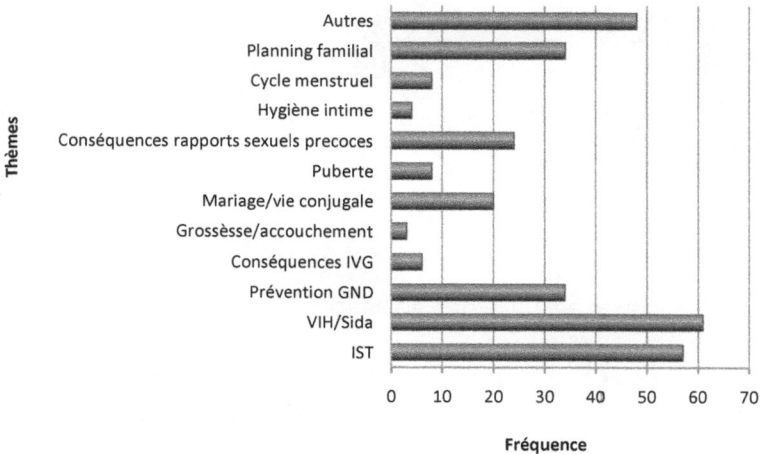

Figure 7: Fréquences des thèmes de SR sur lesquels les adolescents souhaiteraient aborder avec leurs parents

Les IST, le VIH/SIDA et la planification familiale étaient les plus importants thèmes que les adolescents souhaiteraient aborder avec leurs parents.

- **Conformité de l'éducation sexuelle avec les prescriptions religieuses**

Environ trois quarts (74,70%) des parents avaient déclaré que l'éducation sexuelle était conforme à leurs pratiques religieuses.

- **Genre et éducation sexuelle**

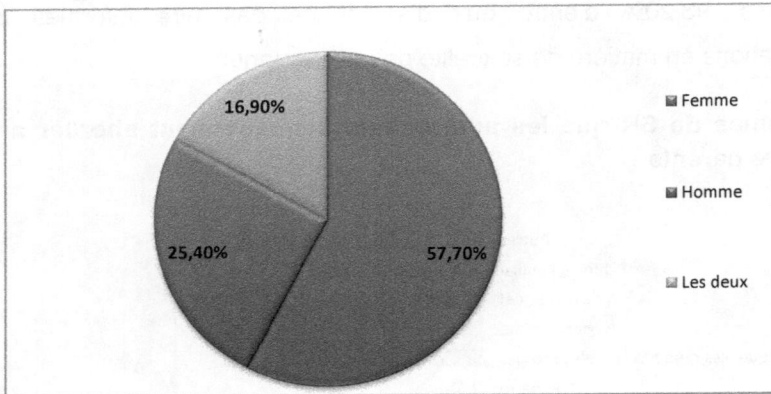

n=178

Figure 8: Répartition des parents selon leurs opinons sur la personne responsable de l'éducation sexuelle des adolescents

Plus de la moitié (57,7%) des parents estimaient que les femmes étaient mieux placées pour conduire l'éducation sexuelle des adolescents.

Tableau VIII: Répartition des principaux motifs évoqués pour le choix de la personne la mieux indiquée pour conduire l'éducation sexuelle

Raisons avancées pour le choix des personnes devant conduire l'éducation sexuelle	Femme		Homme	
	Fréq	%	Fréq	%
Plus informé (e)	20	19,4	4	8,69
Plus disponible	49	47,57	0	0
Plus convainquant(e)	11	10,65	9	19,56
Connaît mieux les comportements des adolescents	14	13,59	0	0
Resp. de l'éducation des adolescents	26	25,24	8	17,39
Maître (sse) de la maison	12	11,65	20	43,47
Mieux écouté (e)	0	0	20	43,47

Un peu moins de la moitié (43,47%) des réponses justifie le choix des hommes par le fait qu'ils sont maîtres de la maison et sont très bien écoutés.

Aussi, environ la moitié des réponses (47,57%) expliquait le choix des femmes par le fait qu'elles seraient plus disponibles

- **Interlocuteurs privilégiés sur les questions liées à la sexualité selon les adolescents**

Tableau IX: Interlocuteurs privilégiés des adolescents

n=178

Interlocuteurs privilégiés	Effectif	Pourcentage %
Ami	96	53,9
Autres	10	5,6
Frère/sœur	33	18,5
Mère seule	23	12,9
Oncle/tante	10	5,6
Père et mère	5	2,8
Père seul	1	0,6
Total	**178**	**100**

Les amis constituaient les meilleurs (53,90%) interlocuteurs des adolescents en matière de communication sur la sexualité.

77% des adolescents affirmaient que leurs interlocuteurs privilégiés éprouvent de la gêne à l'évocation de sujets traitant de la sexualité.

Les adolescents (58%) pensaient que les parents faisaient un tabou autour des sujets liés à la sexualité.

Près de 4/5 (79,80%) des parents enquêtés pensaient qu'il était plus facile de parler de sexualité avec les filles, cet avis était seulement de 20,20% en faveur des garçons.

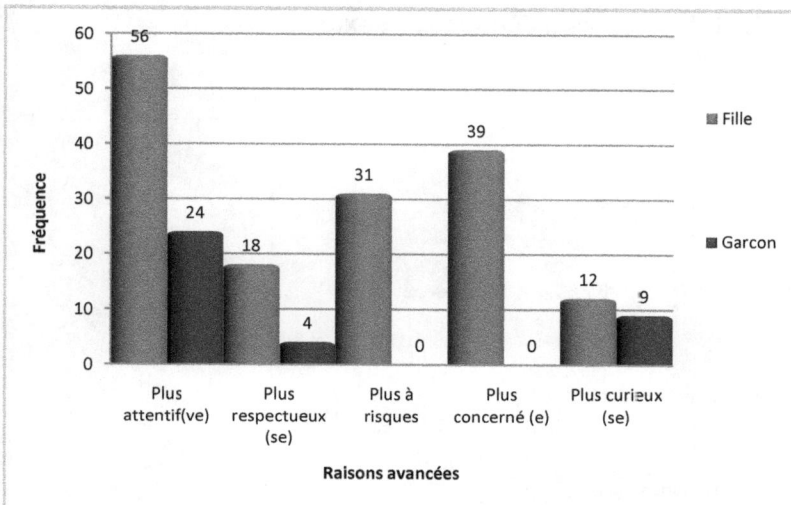

Figure 9: Répartition des parents selon leurs opinions sur la facilité de l'éducation sexuelle selon le sexe de l'adolescent

- **Us et coutumes et éducation sexuelle**

Près de la moitié (46,90%) des parents pensaient que leur coutume n'était pas favorable à l'éducation des adolescents en matière de sexualité.

- **Préjugés défavorables à l'éducation sexuelle**

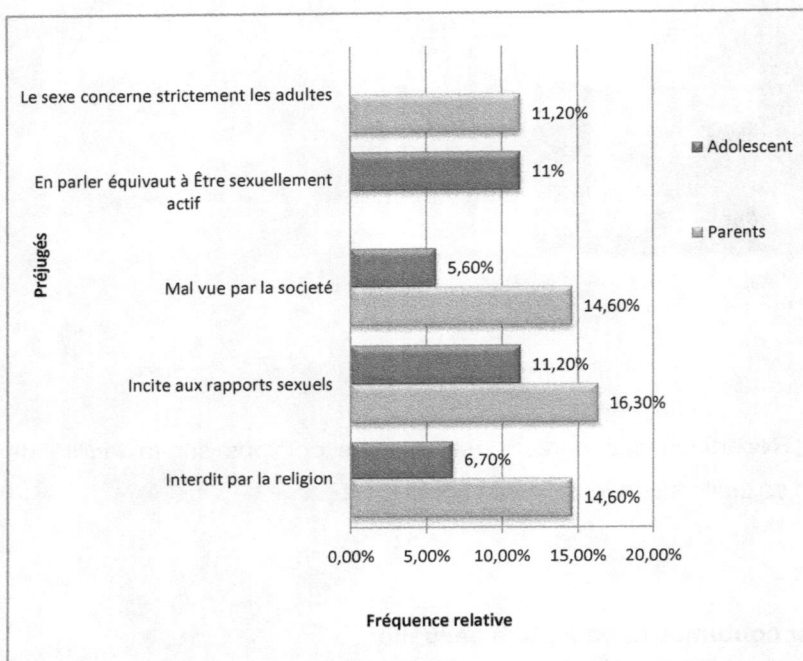

Figure 10: Préjugés défavorables à l'éducation sexuelle selon les adolescents et parents

Pour les enquêtés, l'éducation sexuelle pourrait inciter les adolescents aux rapports sexuels (16,30% et 11,20%) ; les adolescents avaient estimé que parler de sexe équivalait à être sexuellement actif (11,20%).

4.4 Connaissances des parents d'adolescents et communication sur la sexualité

- **Connaissances sur les risques liés aux rapports sexuels précoces**

Une bonne proportion des parents d'adolescents (72,50%) déclarait connaître des risques liés à la précocité des rapports sexuels.

Tableau X: Fréquence des risques liés aux rapports sexuels précoces selon les parents

Risques cités	Fréquence
IST	87
VIH/Sida	69
GND	113
Lésions génitales	12

Selon les parents d'adolescents, le plus grand risque des rapports sexuels précoces résidait dans la survenue des GND (fréquence=113).

- **Connaissances et avis des parents sur l'utilisation des méthodes de prévention de la grossesse.**

Une bonne proportion de parents (70,10%) déclarait connaître des moyens/méthodes pour éviter ou retarder une grossesse.

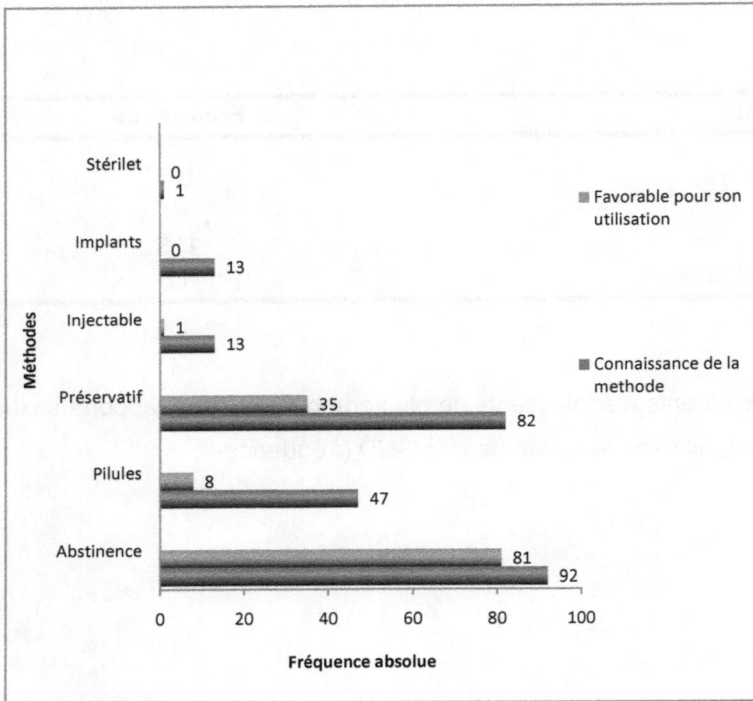

Figure 11: Connaissances moyens de prévention des GND et avis des parents sur leur utilisation par les adolescents

Les moyens de prévention les mieux connus par les parents étaient l'abstinence (fréquence=92) et le préservatif (fréquence=82).

Au cas où les adolescents souhaiteraient utiliser des méthodes de prévention, les parents proposaient l'abstinence (fréquence=81) et le préservatif (fréquence=35).

- **Connaissances et avis des parents sur l'utilisation des méthodes de prévention des IST/VIH**

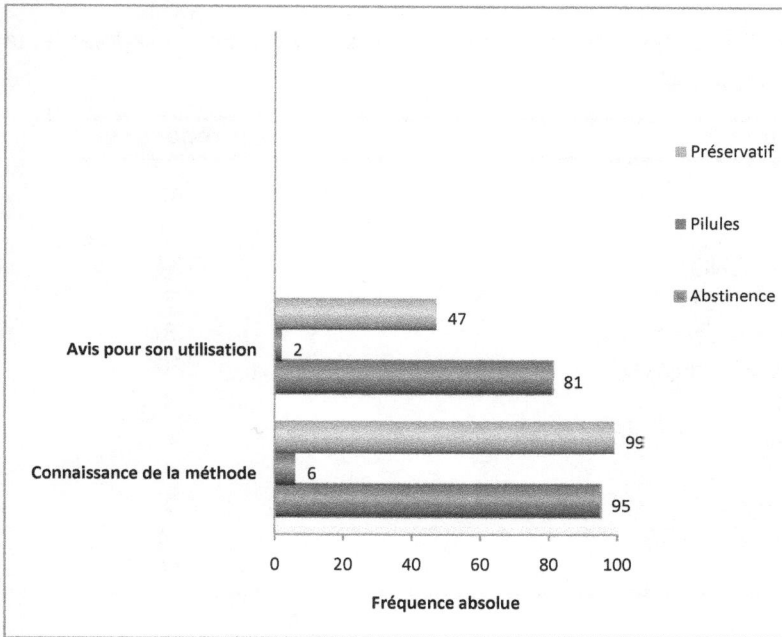

(n=178)

Figure 12: Connaissances et avis des parents sur l'utilisation des méthodes de prévention des IST/VIH par les adolescents

Une bonne proportion de parents 72,47% (129/178) disait également connaître des méthodes/moyens de prévention des IST/VIH.

Les moyens de prévention des IST cités par les parents étaient l'abstinence le préservatif et les pilules contraceptives.

- **Thèmes de SR sur lesquels les adolescents souhaiteraient aborder avec leurs parents**

57,50% des adolescents pensait que leurs parents avaient les connaissances requises pour répondre efficacement à leurs préoccupations sur la sexualité

Tableau XI: Répartition des thèmes de SR sur lesquels les adolescents souhaiteraient aborder avec leurs parents

Thèmes de SR	Fréquence
IST	57
VIH/Sida	61
Prévention GND	34
Conséquences IVG	6
Grossesse/accouchement	3
Mariage/vie conjugale	20
Puberté	8
Conséquences relations sexuelles précoces	34
Hygiène intime	4
Cycle menstruel	8
Planification familiale	34
Autres	48

4.5 Résultats de l'analyse bi variée

- **Liens entre le sexe des enquêtés et communication sur la sexualité**

Tableau XII: Liens entre sexe des parents et pratique de l'éducation sexuelle
n=178

Sexe du parent	Communique avec adolescents sur la sexualité		Total
	Non	Oui	
Féminin	68 (59,60%)	46 (40,40%)	114 (100%)
Masculin	49 (76,60%)	15 (23,40%)	64 (100%)
Total	**117 (65,7%)**	**61 (34,30%)**	**178 (100%)**

Les parents de sexe féminin semblaient plus disposés pour communiquer avec leurs enfants sur la sexualité (40,40%) que ceux du sexe masculin (23,40%).

- **Liens entre le sexe, l'âge des enquêtés et communication sur la sexualité**

La tranche d'âge des [30-40 [, semblait plus favorable à une communication avec les adolescents en matière de sexualité.

Aussi il était ressorti que les parents mariés semblaient plus disposés à communiquer (40,9%) avec les adolescents sur les questions sexuelles.

Tableau XIII: Communication avec le parent sur la sexualité selon le sexe de l'adolescent

n=178

Sexe de l'adolescent	Aborde les parents sur des préoccupations liées à la sexualité		Total
	Non	Oui	
Féminin	68 (73,9%)	24 (26,1%)	92 (100%)
Masculin	76(88,4%)	10(11,6%)	86 (100%)
Total	**144 (80,9%)**	**34 (19,10%)**	**178 (100%)**

Les adolescents de sexe féminin semblaient mieux disposés pour aborder leurs parents sur les questions (26,1%) comparativement à ceux du sexe masculin.

- **Liens entre les considérations religieuses de l'éducation sexuelle et la communication entre parents et adolescents sur le sujet**

<u>**Tableau XIV**</u>: Influence de la religion sur la pratique de l'éducation sexuelle selon les parents

Conformité de l'éducation sexuelle et la religion	Communique avec adolescents sur la sexualité		Total
	Non	**Oui**	
Education sexuelle non conforme	40 (88,9%)	05 (11,1%)	45 (100%)
Education sexuelle conforme	77(57,9%)	56(42,1%)	64 (100%)
Total	**117 (65,70%)**	**61 (34,30%)**	**178**

Les parents qui considéraient l'éducation sexuelle non conforme à leurs pratiques religieuses communiquaient peu avec leurs adolescents sur le sujet.

- **Relations entre pesanteurs socioculturelles et communication en matière de sexualité**

<u>Tableau XV</u>: Influence des us et coutumes sur la pratique de l'éducation sexuelle

Us/coutumes et éducation sexuelle	Communique avec ados sur la sexualité		Total
	Non	**Oui**	
Coutumes non favorables	64 (77,1%)	19 (22,9%)	83 (100%)
Coutumes favorables	53(55,78%)	42(44,22%)	95 (100%)
Total	**117 (65,70%)**	**61 (34,30%)**	**178 (100%)**

Les parents qui estimaient que les coutumes sont peu favorables à l'éducation sexuelle étaient peu enclins à échanger avec leurs enfants sur la sexualité.

- **Relations entre la connaissance des risques liés aux rapports sexuels précoces et communication sur la sexualité**

<u>Tableau XVI</u>: Connaissances des risques des rapports sexuels précoces et pratiques de l'éducation sexuelle selon les parents

Risques des rapports sexuels précoces	Communique avec ados sur la sexualité		Total
	Non	**Oui**	
Ne connaît pas les risques	48 (98%)	1 (2%)	49 (100%)
Connaît les risques	69(53,5%)	60(46,5%)	129 (100%)
Total	**117 (65,70%)**	**61 (34,30%)**	**178 (100%)**

Les parents qui avaient des connaissances sur les risques des rapports sexuels précoces avaient communiqué plus fréquemment avec leurs adolescents (46,5%), comparativement aux autres qui ne connaissaient pas ces risques (2%).

- **Liens entre les opinions des adolescents sur les connaissances des parents en SR et communication sur la sexualité**

<u>Tableau XVII</u>: Opinions des adolescents sur les connaissances des parents en SR et pratiques de l'éducation sexuelle

Avis sur les connaissances des parents en SR	Adolescents abordent la sexualité avec parents		Total
	Non	Oui	
Parents n'ont pas de bonnes connaissances	67 (88,15%)	9 (11,85%)	76 (100%)
Parents ont de bonnes connaissances	77(75,49%)	25(24,51%)	102 (100%)
Total	**144 (80,9%)**	**34 (19,1%)**	**178 (100%)**

Les adolescents qui pensaient que leurs parents n'avaient pas de bonnes connaissances sur la SR, les exposaient moins leurs préoccupations (11,85%) par rapport à leurs camarades qui pensaient le contraire(24,51%).

- **Liens entre connaissances des parents sur les moyens de prévention de GND et communication sur la sexualité avec les adolescents**

Tableau XVIII: Connaissances des parents sur les moyens de prévention des GND et pratiques de l'éducation sexuelle

Connaissances moyens de prévention GND	Communique avec adolescents sur la sexualité		Total
	Non	**Oui**	
Moyens non connus	48 (88,88%)	6 (11,12%)	54
Moyens connus	69(55,60%)	55(44,40%)	124
Total	**117 (65,70%)**	**61 (34,30%)**	**178**

Les parents qui avaient des connaissances sur les moyens de prévention des GND communiquaient plus fréquemment avec leurs adolescents (44,4%), comparativement aux autres qui ne connaissaient pas ces moyens (11,12%).

- **Liens entre connaissance des parents sur les moyens de prévention des IST/VIH et communication sur la sexualité avec les adolescents**

Tableau XIX: Connaissances des parents sur les moyens de prévention des IST/VIH et pratiques de l'éducation sexuelle

Connaissances moyens de prévention IST/VIH	Communique avec ados sur la sexualité		Total
	Non	Oui	
Moyens non connus	45 (91,83%)	4 (8,17%)	49 (100%)
Moyens connus	72(55,80%)	57(44,20%)	124 (100%)
Total	**117 (65,70%)**	**61 (34,30%)**	**178 (100%)**

Les parents qui avaient des connaissances sur les moyens de prévention des IST/VIH communiquaient plus fréquemment avec leurs adolescents (44,2%), comparativement aux autres qui ne connaissaient pas ces moyens (8,17%).

- **Liens entre l'existence de préjugés sur l'éducation sexuelle selon les adolescents et communication sur la question avec les parents**

Tableau XX: Préjugés et pratiques de l'éducation sexuelle selon les adolescents

Préjugés sur l'éducation sexuelle	Adolescents abordent la sexualité avec parents		Total
	Non	**Oui**	
Pas de préjugés	101 (78,9%)	27 (29,1%)	128
Existence de préjugés	43(86%)	7(14%)	50
Total	**144 (80,9%)**	**34 (19,1%)**	**178**

Les adolescents qui disaient ne pas connaître de préjugés sur l'éducation sexuelle avaient plus tendance à aborder leurs parents (29,1%) sur des questions ayant trait à la sexualité comparativement aux autres qui pensaient le contraire.

4.6   Suggestions des parents et adolescents pour améliorer la communication en matière de sexualité

Tableau XXI: Suggestions des enquêtés pour amélicrer la communication en matière de sexualité entre parents et adolescents

Suggestions	Parents d'adolescents	Adolescents
	Fréquence	Fréquence
Promotion de l'éducation sexuelle à travers des prêches dans les églises et mosquées	6	3
Prise de l'Initiative d'aborder les questions traitant de la sexualité par les adolescents eux-mêmes	32	11
Sensibilisation des parents et adolescents sur la nécessité de l'éducation sexuelle	88	81
Emissions radio et TV sur l'éducation sexuelle	12	6
Former des parents pairs éducateurs sur l'éducation sexuelle	12	8
Renforcer les relations parents/adolescents	18	6
Formation des parents sur la conduite de l'éducation sexuelle des adolescents	6	35
Rappel aux parents leurs devoirs	5	25
Prise en compte l'éducation sexuelle dans les programmes scolaires	19	15
Les parents doivent en parler régulièrement	45	26
Sans réponse/ Ne sait pas	15	11

V. DISCUSSION DES RESULTATS

5.1   Limites de l'étude.

L'absence de tout suivi à moyen ou long terme du couple parents/adolescents avait constitué une limite.

Aussi, malgré l'utilisation de certaines expressions qui étaient de nature à atténuer la gêne chez les enquêtés, le caractère tabou de la sexualité était un aspect pouvant influencer leur disponibilité à fournir des informations sur leurs pratiques réelles.

5.2   Discussion par point

Au regard des résultats ci-dessus, des éléments de la revue de la littérature et du cadre conceptuel, nous avons mené la discussion autour des points suivants :
- les pratiques en matière de communication parents/adolescents sur la sexualité,
- les pesanteurs socioculturelles et la communication sur la sexualité,
- les connaissances des parents en matière de SR et communication sur la sexualité.

5.2.1 Les opinions des parents et pratiques en matière de communication sur la sexualité

✓ **Opinions des parents d'adolescents sur l'éducation sexuelle**

Dans notre étude 3/4 (75,80%) des parents estimaient qu'une éducation sexuelle s'imposait. Ce taux est plus élevé que celui de **Kouwonou** à Lomé au Togo ou 64% déclaraient être ouverts au dialogue sur la sexualité [20].Cela pourrait s'expliquer par des différences de considérations culturelles sur l'éducation sexualité.

✓ Pratique de l'éducation sexuelle

La proportion de parents (34,4%) ayant déjà abordé des sujets sur la sexualité avec leurs enfants est faible. Ce constat crée un important écart entre leur prise de conscience sur la nécessité de l'éducation sexuelle et sa pratique. Notre résultat est différent de celui de **Diop** au Sénégal qui avait relevé que 62 % de parents affirmaient communiquer avec leurs enfants sur la sexualité **[26]**. Ce fort taux du Sénégal peut être mis au bénéfice d'un projet d'intervention pour améliorer l'éducation sexuelle des adolescents.

Notre étude a révélé qu'une très faible proportion d'adolescents (19,10%) prenait l'initiative d'interpeler leurs parents sur des questions traitant de la sexualité. Ces données sont similaires à celles de l'**UNFPA** au Bénin où il est ressorti que, pour les questions de sexualité, 24 % des adolescents s'adressaient au parent biologique**[27].**Au Sénégal par contre, il est ressorti que 51% des adolescents avait déclaré discuter avec leurs parents sur la sexualité .**[26].**

N'ayant pas souvent l'occasion d'avoir une écoute auprès de ces derniers, la moitié des adolescents enquêtés préférait se confier à leurs amis (53,90%). D'où le risque d'acquérir certaines informations et connaissances erronées sur la sexualité.

✓ Régularité et modes de communication sur la sexualité

La régularité de la communication en matière de sexualité demeure un facteur prépondérant pour l'acquisition de connaissances et d'attitudes favorables à des comportements à moindre risques chez les adolescents.

Dans notre étude, cette régularité est loin d'être satisfaisante. En effet, la majorité des parents et des adolescents le faisaient en moyenne une fois par trimestre (39,30%) pour les premiers et une fois par mois (38,23%)pour les seconds. Seulement 11,50% des parents et 8,80% des adolescents ont déclaré communiquer sur le sujet au moins une fois par semaine. Ces chiffres sont différents de **Diop** au Sénégal 74% des filles et 44 % des garçons discutaient en moyenne 1fois/semaine sur les questions de SR avec leurs parents **[26]**.

Des moyens et modes de communication riches et variés constituent des stratégies pouvant s'avérer efficaces pour un meilleur transfert du message, donc une meilleure acquisition de l'information et des connaissances par les adolescents. Pour la présente étude, 3/4 des parents faisaient l'éducation sexuelle sous forme de dialogues/discussions. Ce qui n'est pas très illustratif et pouvant devenir ennuyant pour l'adolescent. Cette situation pourrait désintéresser l'adolescent et être défavorable à son processus d'apprentissage sur les questions sexuelles.

Notre étude a révélé qu'en dehors des parents/tuteurs d'adolescents, d'autres membres de la famille jouaient le rôle de responsable de l'éducation sexuelle des adolescents. Pour les parents/tuteurs enquêtés, les personnes qui jouaient ce rôle étaient entre autres les mères 29,70%, les pères 22%, les oncles 19,50%.

Les parents d'adolescents semblaient peu intéressés au processus d'apprentissage des adolescents sur la sexualité. En effet, il est ressorti que parmi les parents qui ne communiquaient pas sur la sexualité (65,7%), seulement 29,9% de ces derniers avaient dit être informés des thèmes qui étaient développés avec d'autres membres de la famille. Aussi, 93,20% de ces parents avouaient n'avoir jamais été au courant des préoccupations de leurs enfants sur la sexualité. Il y a donc une insuffisance de suivi de l'encadrement sexuel des adolescents.

5.2.2 Les pesanteurs socio culturelles et la communication en matière de sexualité

✓ **Genre et éducation sexuelle**

Le genre occupait une place de choix dans le cadre de l'éducation sexuelle des adolescents. En effet, 70,58% des adolescents et 3/4 des parents d'adolescents qui avaient communiqué sur la sexualité étaient de sexe féminin. Nos résultats sont corroborés par ceux de **Dimi** en Côte d'Ivoire, où 70,5% des parents qui soutenaient communiquer sur la sexualité avec les adolescents étaient les mères de ces derniers **[19]**.

Aussi, 47,57% des parents enquêtés estimaient que les femmes étaient mieux indiquées pour conduire l'éducation sexuelle des adolescents. Ils pensaient que cela s'expliquait par le fait que les femmes étaient plus disponibles (27,50%), mieux informées (11,20%) et traditionnellement responsables de l'éducation sexuelle (14,60%). Cette tendance, nous donne l'impression que l'éducation sexuelle semblait plutôt dévolue aux femmes qu'à tout parent sans distinction de sexe.

A travers cette étude, nous notons l'existence de préférence quant au choix des parents par rapport au sexe de l'adolescent pour mener l'éducation sexuelle. En effet, la plupart des parents (79,80%) disaient qu'il était plus aisé de parler sexualité avec les filles qu'avec les garçons. Cela s'explique selon eux par le fait que les filles seraient plus attentives (33,20%) et plus à risque (17,40%), donc plus concernées (21,90%). Cette situation de discrimination à l'égard des garçons limite leurs possibilités d'accès aux informations et connaissances sur la sexualité. Un cercle vicieux serait donc à craindre en ce sens que les garçons, non nantis de connaissances pourraient adopter des comportements sexuels à risque, généralement avec les filles, annihilant donc les efforts d'éducation faits à l'endroit de ces dernières.

✓ **Préjugés et pratique de l'éducation sexuelle**

Les préjugés constituent des facteurs non favorables à la promotion de la communication en matière de sexualité. Aussi, la tradition semble avoir également un poids sur la pratique de l'éducation sexuelle au sein des communautés. Effectivement, la moitié des parents disait que cette pratique ne serait pas encouragée par les détenteurs de la coutume. Cela s'explique par le fait que dans le temps, l'éducation sexuelle était dévolue aux personnes responsables de l'animation des camps et autres cérémonies d'initiation des adolescents. L'éducation sexuelle menée de façon individuelle ou familiale semble être une pratique contemporaine tranchant avec les habitudes sociales d'antan. Pour certains parents et adolescents, l'éducation sexuelle est aujourd'hui décriée parce qu'elle inciterait aux rapports sexuels précoces (16,30%), ou serait interdite par la religion (14,60%). Certains adolescents estimaient qu'en parler équivalait à se découvrir en tant que sexuellement actif (11%). L'étude de **Henry** aux Etats Unis d'Amérique **[1]** corrobore nos données sur la question.

✓ **Connaissances des parents sur les thèmes de la santé de la reproduction et communication sur la sexualité**

Dans notre étude, nous avons une proportion intéressante (72,50%) de parents qui déclaraient connaitre des risques liés aux rapports sexuels précoces. Pour ces derniers, les principaux risques étaient essentiellement les IST (48,9%), le VIH/SIDA (38,8%) et les GND (63,50%).

Egalement, nous notons qu'une bonne proportion de parents d'adolescents connaissait les moyens de prévention des GND et des IST. En effet, beaucoup d'entre eux avaient identifié des moyens de prévention vis-à-vis des GND, entre autres l'abstinence (74,19%) et l'utilisation du préservatif (66,12%), par contre les méthodes hormonales et mécaniques étaient très peu citées, d'où une différence avec les résultats de **Somé** à Bobo Dioulasso, où ces types de méthodes contraceptives semblaient bien connues des parents d'adolescents **[17]**.Cela s'explique par le fait que les conditions urbaines offrent plus de possibilités d'accès aux informations sur les thèmes de santé.

Nous avons noté également que les moyens de prévention vis-à-vis des IST/VIH cités par les parents étaient l'abstinence, l'utilisation du préservatif. A l'opposé, certains avaient ressorti les pilules contraceptives comme autres moyens. Citer les pilules contraceptives comme moyen de prévention des IST met à nu une certaine insuffisance de connaissances chez les parents. Aussi, nous notons que très peu de parents (28,22%) approuvaient une éventuelle utilisation du préservatif par les adolescents pour prévenir une grossesse ou les IST. Cela peut témoigner d'une méconnaissance des fortes pulsions sexuelles marquant la période de la puberté, d'où cette attitude de pseudo-réprobation par les parents sur l'utilisation du préservatif par les adolescents. Cela peut les amener à ne pas l'évoquer au cours des rares séances d'éducation sur la sexualité.

5.3   Synthèse des résultats

5.3.1 Points forts
- le bon niveau d'instruction des adolescents, ce qui peut faciliter leur processus d'apprentissage ;
- la bonne proportion de parents qui sont favorables à l'éducation sexuelle des adolescents ;
- la prise de conscience par les parents de l'existence de risques liés à la sexualité précoce.

5.3.2 Points à améliorer

5.3.2.1 Les pratiques en matière de communication sur la sexualité

- la faiblesse de la proportion de parents d'adolescents ayant affirmé communiquer avec leurs adolescents sur la sexualité ;
- le retard du début de l'éducation sexuelle par rapport à l'âge des adolescents ;
- la faiblesse de la proportion d'adolescents qui ont recours à leurs parents pour leurs préoccupations sur la sexualité ;
- l'insuffisance du rythme de la communication entre parents et adolescents sur la sexualité ;
- la faiblesse de la diversification des modes et moyens de communication entre parents et adolescents sur la sexualité ;
- le désintéressement chez les parents du processus d'apprentissage des adolescents en matière de sexualité.

5.3.2.2 Les pesanteurs socioculturelles en matière d'éducation sur la sexualité

- l'inégalité de genre au niveau des parents d'adolescents dans la conduite de l'éducation sexuelle des adolescents ;
- l'existence de préjugés défavorables à l'éducation sexuelle.

5.3.2.3 Connaissances des parents sur les thèmes de SR

- L'insuffisance de connaissance des méthodes contraceptives mécaniques et hormonales chez les parents d'adolescents,
- L'insuffisance de connaissance des moyens de prévention des IST/VIH chez les parents.

5.4   Vérification des hypothèses.

De nombreux facteurs d'ordre démographique, social et culturel exercent une influence sur les interactions entre parents et adolescents en matière de sexualité. En effet, tel que nous l'avons vu plutôt, certains de ces facteurs limitent une bonne pratique de l'éducation sexuelle dans le cadre familial. Cela confirme notre première hypothèse selon laquelle des pesanteurs socioculturelles influent sur la communication parent-adolescent en matière de sexualité.

Les résultats de l'étude nous montrent également que les parents ont des connaissances limitées en ce qui concerne les thèmes de SR, notamment ceux en lien avec la prévention des GND et des IST. Nous déduisons donc que cela confirme notre deuxième hypothèse selon laquelle l'insuffisance de connaissances des parents sur les thèmes liés à la sexualité limite leurs capacités dans l'offre d'éducation sexuelle.

VI. RECOMMANDATIONS / SUGGESTIONS

Au terme de notre étude, nous avons formulé des suggestions à l'endroit des différents acteurs de l'éducation sexuelle des adolescents.

6.1 A court terme

✓ A l'endroit des parents d'adolescents :

- s'informer sur les thèmes ayant trait à la sexualité, gage de leur capacité à pouvoir répondre aux préoccupations des adolescents sur la sexualité ;
- être disponible et être à l'écoute des adolescents sur leurs préoccupations en matière de sexualité ;
- aborder régulièrement les adolescents sur la question de sexualité ;
- commencer l'éducation sexuelle des adolescents vers la fin du cycle scolaire primaire (10-12 ans) où généralement ils ne sont pas sexuellement actifs durant cette période et sont plus aptes à assimiler des informations ;
- s'intéresser d'avantage au processus d'apprentissage des adolescents en matière de sexualité;
- impliquer toutes les personnes ressources sans distinction de sexe dans l'éducation sexuelle des adolescents.

✓ A l'endroit des adolescents :

- prendre l'initiative d'approcher leurs parents pour leurs besoins d'informations sur les questions touchant à la sexualité,
- s'informer d'avantage sur les thèmes touchant à la santé de la reproduction.

6.2   A moyen terme

✓ A l'endroit des prestataires de santé :

- former des leaders communautaires et religieux (parmi les parents) en CCC/SR/santé des jeunes ;
- mettre en place et par quartier, un noyau de parents pairs éducateurs en éducation sexuelle des adolescents ;
- former les parents pairs éducateurs en « approche jeunes » et en techniques de CCC ;
- organiser des rencontres trimestrielles sur l'éducation sexuelle avec le noyau de parents pairs éducateurs;
- organiser des activités de CCC sur l'éducation sexuelle sous forme de théâtres forum, d'émissions radio/TV.

✓ A l'endroit des autorités sanitaires :

- élaborer et rendre disponible des documents guides sur l'éducation sexuelle des adolescents ;
- renforcer les capacités des prestataires de santé sur l'éducation sexuelle ;
- élaborer et diffuser des supports de communication (affiches, dépliants, cassettes/CD audio, vidéo,) pour promouvoir l'éducation sexuelle des adolescents.

CONCLUSION

Notre étude portant sur l'éducation sexuelle des adolescents s'inscrit dans le cadre de la promotion de la santé sexuelle et reproductive des adolescents.

Elle a consisté à identifier les déterminants sociaux et culturels qui limitent la pratique de l'éducation sexuelle des adolescents dans le cadre familial. L'étude nous a permis d'avoir un aperçu sur les difficultés d'ordre démographique, social et culturel liées à la pratique de l'éducation sexuelle des adolescents dans le cadre familial.

Des résultats, nous retiendrons que les parents et adolescents communiquaient peu sur les sujets ayant trait à la sexualité. Cette insuffisance de l'éducation sexuelle est tributaire de facteurs démographiques, de considérations du genre, des préjugés et d'une insuffisance de connaissances des thèmes de SR chez les parents.

Ces résultats nous ont permis de vérifier nos hypothèses émises au début de notre étude.

Sur la base des insuffisances constatées en matière de communication parents-adolescents sur la sexualité, des suggestion sont été formulées à l'endroit du couple parent-adolescent, des prestataires de santé et des autorités sanitaires.

De par la spécificité de l'éducation sexuelle des adolescents, il est souhaitable que d'autres études puissent explorer ses pratiques en milieu scolaire.

REFERENCES

1. **Henry J.** National Survey of Teens: Teens Talk about Dating, Intimacy, and Their Sexual Experiences [En ligne].Kaiser Family Foundation & YM Magazine. Menlo Park, CA: The Foundation, 1998. [Consulté le 07/10/2011]. URL :http://www.kff.org/youthhivstds/1373-datingrel.cfm

2. **Biddlecom A.** et al. Perspectives Internationales sur la Santé Sexuelle et Génésique, Rôle des parents dans l'activité sexuelle et la pratique contraceptive des adolescents, dans quatre pays d'Afrique, Numérospécialde2010, 10p.

3. **Kobelembi F.** Le comportement sexuel des adolescents à Bangui :2008, 35p.

4. **Guiella G.** Santé sexuelle et de la reproduction des adolescents au Burkina Faso, Résultats de l'Enquête Nationale sur les Adolescents du Burkina Faso : 2004,152p.

5. **Rapport de la Conférence international sur la population et le développement**, Caire:1994,194 p.

6. **Burkina Faso.** Loi n° 049-2005 / AN portant Santé de la Reproduction, 2005.

7. **OMS.** Aider les parents à améliorer la santé des adolescents dans les pays en développement, Genève : 43p.

8. **UNESCO.** Principes directeurs internationaux sur l'éducation sexuelle, une approche factuelle à l'intention des établissements scolaires, des enseignants et des professionnels de l'éducation à la santé, Paris :Mai 2010 132p.

9. **OMS**. Sexual Health: Report of a technical consultation on sexual health.

10.**Badolo   G**. Module de communication en santé pour étudiants ASSOG 1ère année, Bobo Dioulasso : 2011,45p.

11. **Gnansounou E**. Pesanteurs socioculturelles à l'exercice des activités génératrices de revenus par les femmes, Labrys Etudes féministes.[En ligne].   2007   Décembre   [Consulte   le   18/10/2011] 'URL :www.tanianavarroswain.com.br/labrys/labrys12/livre/elisabeth.htm

12.**Wikipédia**. Rapports sociaux [En ligne],2012 Octobre. [Consulté le 06/10/2011]. URL :http://fr.wikipedia.org/wiki/Rapports_sociaux

13. **Cloutier   R**. Mieux vivre avec nos adolescents, Édition Le Jour, Montréal:1994,170p.

14. **Boucher F, Martel D**. ACSM-Saguenay, *L'Équilibriste*, Vol. 4 No. 9.Mai 1997.

15. **Lettre d'information** N° 81,64ème, (Octobre 2006), rencontre du CRIPS Ile-de-France, quelles approches pour une éducation à la vie affective et sexuelle des adolescents.

16. **Yodé M, Legrand T**. Influence de l'environnement familial sur l'entrée en sexualité pré maritale des adolescents   au Burkina Faso,[thèse]. Montréal :2OO9, 132p.

17. **Somé D A, et al**. Connaissance des méthodes contraceptives par les adolescentes au BF : rôle de la communication parents-adolescentes, Bobo Dioulasso :2009.

19. **Dimi T D**. Etat de la communication parents-enfants au sujet des IST/SIDA avant la crise militaro-politique de septembre 2002 en Côte

d'Ivoire. », *Socio-logos. Revue de l'association française de sociologie* [En ligne], 2 | 2007, mis en ligne le 29 mars 2007, Consulté le 31 août 2011a 8h 41mn. URL :http://socio-logos.revues.org/239

20. **Kouwonou K**. et al. Connaissances, attitudes et pratiques des jeunes de Lomé .Enquête Evaluation Centre des Jeunes de l'Association Togolaise du Bien Etre Familial. Lomé : 1998, 112p.

21. **Abdias N** et al. Communication socioculturelle comme outil de prévention des maladies sexuellement transmissibles et le VIH chez les adolescents au Tchad, La revue électronique en sciences de l'environnement VertigO, Décembre 2006, Hors-Série 3.

22. **Burkina Faso**. Schéma directeur d'aménagement et d'urbanisme de la ville de Garango (2007-2022), Direction Générale de l'urbanisme et des travaux fonciers , Ministère de l'habitat et de l'Urbanisme, Juin 2008, 191p.

23. **Burkina Faso.** Plan d'action 2012 du District sanitaire de Garango Mai 2011,116p.

24. **Michel C.** « Les relations entre parents et adolescents : un bref bilan des travaux actuels », *L'orientation scolaire et professionnelle* [En ligne], 33/2 | 2004, mis en ligne le 15 décembre 2009, Consulté le 20 Octobre 2011. URL: http://osp.revues.org/index2137.html

25. **Nana M.** Education sexuelle des adolescents. Journal Bendré [En ligne]. 2010 Mai [Consulté le 12/09/2011].
URL :http://www.journalbendre.net/spip.php?article3360&var_recherche=adol escents et sexualite

26. **Diop NJ, Diagne A.** Improving communication between parents and adolescents on reproductive health and HIV/AIDS, Frontiers in Reproductive Health, Population Council, Dakar: Mars 2008, 40p.

27. UNFPA   Benin. Les besoins et aspirations des jeunes[En ligne]. Cotonou : 2002.[Consulté le 22/12 /2011]. URL :

. http://benin.unfpa.org/interventions_en_cours/Ados_jeunes.htm

Annexe 1: Outils de collecte de données

Guide d'entretien avec les adolescents

Bonjour, je m'appelle Ousmane LENGLENGUE. Dans le cadre de nos études pour l'obtention du diplôme d'Attaché de santé en Soins obstétricaux et Gynécologiques, nous avons choisi de mener une étude dont le thème est intitulé : *les déterminants socioculturels de la communication parents/adolescents en matière de sexualité : cas de la commune urbaine de Garango*.

Ce travail contribue à améliorer la santé de la reproduction des adolescent(e) s.

Ce questionnaire qui vous est administré est absolument anonyme et les réponses que vous allez donner seront traitées de façon confidentielle. Nous vous demandons alors d'être serein et répondre franchement aux questions qui vous sont soumises.

L'enquête prend en général entre 20 et 30 minutes. Si je pose une question à laquelle vous ne voulez pas répondre, faites-moi savoir et je vais passer à la question suivante, ou vous pouvez interrompre l'entrevue à tout moment.

Cependant, nous espérons que vous participerez à cette enquête car votre opinion est importante.

Avez-vous des questions sur l'enquête?

Puis-je commencer l'interview maintenant?

Merci pour le temps que vous nous accordez pour cette enquête !

Numéro : --------------- *Date* : _____/_____/_____

Questions Réponses

I-   Caractéristiques sociodémographiques

1 – Age |___|___| ans

2 - Sexe : Féminin   Masculin

3- Niveau d'études : Primaire   Secondaire 1er cycle   Secondaire 2eme cycle   Supérieur   non lettré   alphabétisé

4- Quelle est votre confession religieuse ?
Musulmane   Catholique   Protestant   Animiste/Religion traditionnelle   Pas de religion

5- Avec qui vivez-vous dans le ménage : père et mère   père seul   mère seule   oncle/tante   vit seul   Autres (précisez).....................

II-   Pratiques en matière de communication parents adolescents sur la sexualité

6- Vous arrive-t-il d'aborder une question liée à la sexualité avec vos parents ?   oui   non   (si non, passez à la question 11)

7- Si oui à quel rythme? Au moins 1fois/semaine   1fois/mois   1fois/trimestre   1fois/an

8-   Sur   quels   thèmes   de   la   sexualité?
....

9- Avez-vous trouvé satisfaction aux réponses que les parents vous ont fournies ?   oui   non

10- Si non pourquoi?...
....

11- Il arrive que vos parents vous abordent spontanément sur des questions liées à la sexualité ?   oui   non

12- Si oui sur quels sujets exactement ?

....

13- Pensez-vous que les parents montrent une disponibilité chaque fois que vous les solliciter pour des préoccupations liées à la sexualité?

oui   non

III-   Pesanteurs socioculturelles

14- Avec qui avez-vous plus de facilités pour discuter des questions liées à la santé sexuelle et reproductive?   père et mère   père seul   mère seule   oncle/tante   frère/sœur   ami   autres (précisez)... ....

15- Votre interlocuteur privilégié éprouve de la gêne quand vous l'aborder sur les questions liées à la santé sexuelle et reproductive ?

oui   non

16- Si oui, sur quels thèmes de la santé sexuelle exactement ?.. ....

17- Pensez-vous qu'il y a des préjugés (idées non fondées) qui défavorisent la communication avec vos parents sur la sexualité ?

oui   non

18- Si oui, citez ces préjugés?..
....

19- Pensez-vous que vos parents font un tabou autour des sujets liés à la sexualité ?   oui   non

IV-   Connaissances des parents et communication sur la sexualité

20- Quels sont les thèmes de la santé de la reproduction que vous abordez ou aimeriez aborder avec vos parents ?

....

21- Pensez-vous qu'ils ont les connaissances nécessaires pour répondre efficacement à vos préoccupations ?

oui   non

22- Si non, cela est dû à quoi selon vous ?

....

V-Suggestions des adolescents pour améliorer la communication parents/adolescents en matière de sexualité

23- Quelles suggestions faites-vous pour améliorer la communication parents/adolescents en matière de sexualité

....

....

Bonjour, je m'appelle Ousmane LENGLENGUE. Dans le cadre de nos études pour l'obtention du diplôme d'Attaché de santé en Soins obstétricaux et Gynécologiques, nous avons choisi de mener une étude dont le thème est intitulé : *les déterminants socioculturels de la communication parents/adolescents en matière de sexualité : cas de la commune urbaine de Garango*.

Ce travail contribue à améliorer la santé de la reproduction des adolescent(e) s.

Ce questionnaire qui vous est administré est absolument anonyme et les réponses que vous allez donner seront traitées de façon confidentielle. Nous vous demandons alors d'être serein et répondre franchement aux questions qui vous sont soumises.

L'enquête prend en général entre 20 et 30 minutes. Si je pose une question à laquelle vous ne voulez pas répondre, faites-moi savoir et je vais passer à la question suivante, ou vous pouvez interrompre l'entrevue à tout moment.

Cependant, nous espérons que vous participerez à cette enquête car votre opinion est importante.

Avez-vous des questions sur l'enquête?

Puis-je commencer l'interview maintenant?

Merci pour le temps que vous nous accordez pour cette enquête !

Numéro : ----------------   *Date :*_____/_____/_____

Questions Réponses

I- Caractéristiques sociodémographiques

1- Age |___|___| ans

2 - Sexe : Féminin   Masculin

3 - Niveau d'études : Primaire   Secondaire 1er cycle   Secondaire 2eme cycle Supérieur   non lettré   alphabétisé

4 - Statut matrimonial :   Célibataire   Marié(e)   Divorcé(e)   Veuf (ve)   concubin (e)

5- Quel est votre statut professionnel **?**

Salarié   Commerçant   Secteur informel   Chômage   Retraité

6- Quelle est votre confession religieuse ?

Musulmane   Catholique   Protestant   Animiste/Religion traditionnelle   Pas de religion

7- Combien d'adolescents de 12-19 ans vivent sous votre toit ?

1-4   5-8   9 et plus

8- Dont combien de: filles: |___|___| garçons : |___|___|

II- Pratiques en matière de communication avec les adolescents sur la sexualité

9- Avez-vous des inquiétudes par rapport aux comportements sexuels des adolescents ? oui   non

10- Pensez-vous que vos adolescents aient des petits amis ? oui   non

11- Pensez-vous qu'une éducation sexuelle est nécessaire pour les adolescents ? oui   non

12- Si oui, à quel âge de l'adolescent doit on selon vous commencer son éducation sexuelle ? |___|___|

13- Avez-vous déjà abordé la question de la sexualité avec votre (vos) adolescent(s) ? oui   non   (si non, passez à la question 17)

14- Si oui, à quel rythme communiquez-vous avec les adolescents sur la sexualité? Au moins 1fois/semaine   1fois/mois   1fois/trimestre 1fois/an

15- Sur quels sujets de la sexualité communiquer vous avec les adolescents : ....

16- Comment communiquez-vous avec vos enfants sur les questions liées à la sexualité ?

Dialogues/discussions   donne des brochures/livres   discussions sur des émissions radio/ TV   aide les enfants à faire des exercices traitant de la question   Autres (préciser) :...............

17- Si non, quel membre de la famille s'occupe de ce volet de l'éducation de vos adolescents ? mère   père   tante/oncle
grands parents   frère/sœur   autres (préciser) :..............

19- En tant que parent, êtes-vous informé(e) des thèmes ayant trait à la santé sexuelle de l'adolescent qui font l'objet de discussion ?
oui   non

20- Etiez-vous informer des sujets de préoccupations de votre enfant sur la sexualité?   oui   non

III- Pesanteurs socioculturelles et communication sur la sexualité

21- Pensez-vous que l'éducation sexuelle est conforme à vos convictions religieuses ?   oui   non

22- Selon vous les personnes de sexe féminin ou ceux de sexe masculin semblent mieux indiquées pour conduire l'éducation sexuelle des adolescents?

    Féminin

Pourquoi?...

    masculin

Pourquoi?...

23- Selon vous est-il plus facile de parler de la sexualité avec :

    les filles

pourquoi?...

    ou avec les garçons

Pourquoi?...

24- Selon vous, les us et coutumes vous permettent-ils d'aborder les questions sexuelles avec les adolescents ?   oui   non

25- Citez nous quelques préjugés défavorables à l'éducation sexuelle des adolescents... ..

....

IV- Connaissances des parents d'adolescents sur les thèmes liés à la sexualité

26- Connaissez-vous les risques liés aux rapports sexuels chez les adolescents ?   oui   non

27- Si oui, quels sont ces risques ?...
....

28- Connaissez des moyens/méthodes pour éviter ou retarder une grossesse ? oui   non

29- Si oui, lesquels ?...
....

30- Etes-vous d'accord pour que votre (vos) adolescent (s) utilisent précisément quels moyens de prévention de la grossesse?
....

30- Connaissez-vous des moyens de prévention des IST /VIH ?

oui   non

31- Si oui lesquels ?...
....

32- Etes-vous d'accord pour que votre (vos)adolescent (s)
utilisent précisément quels moyens de prévention des IST/VIH?
....**Suggest ions des parents pour améliorer la communication parents/adolescents en matière de sexualité**

33- Quelles suggestions faites-vous pour améliorer la communication parents/adolescents en matière de sexualité ....
....
....

Annexe 2: Carte administrative de la ville de Garango

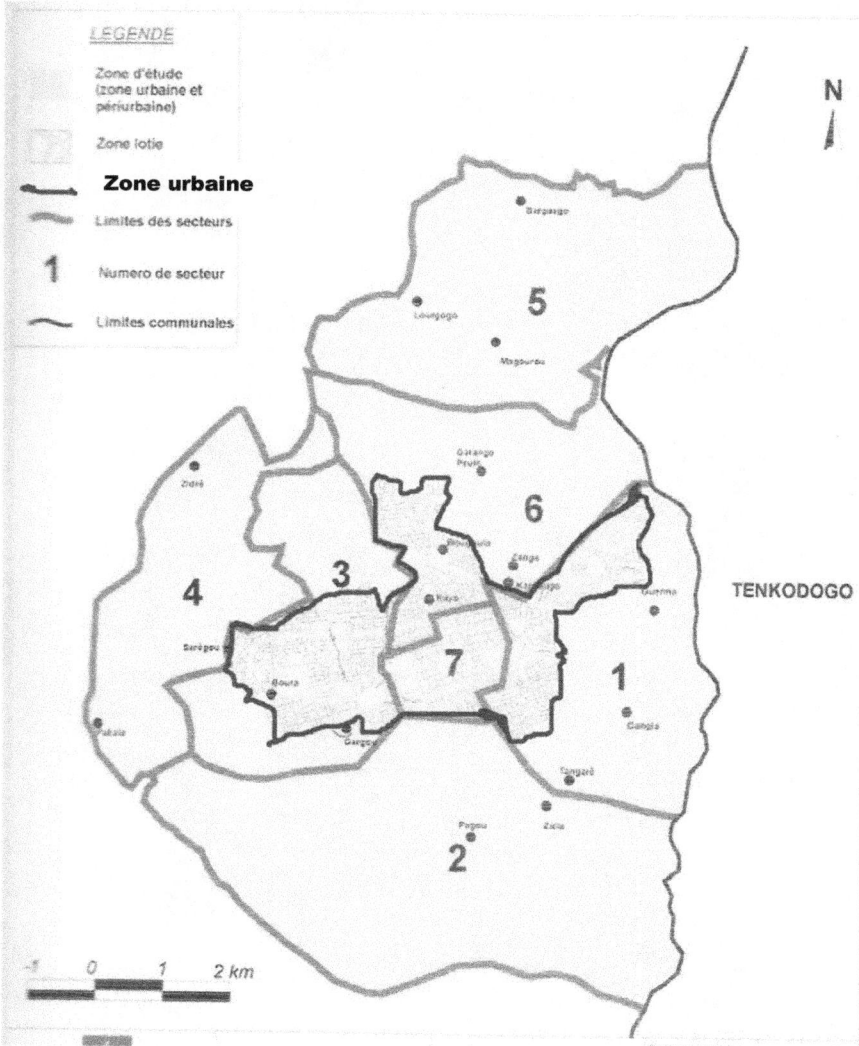

Annexe 3: Autorisation d'enquête

MINISTERE DE LA SANTE	BURKINA FASO
**********	****
REGION DU CENTRE-EST	Unité - Progrès - Justice
*********	****
DIRECTION REGIONALE DE LA SANTE DU CENTRE-EST	
********	

N° 2012 3 8 07 3 /MS/RCES/DRS-CE   Tenkodogo, le 10 février 2012

AUTORISATION D'ENQUETE

Vu la lettre N° 2011-578/MS/SG/ENSP/DRB du 13 décembre 2011 du Directeur Régional de l'Ecole Nationale de Santé Publique de Bobo-Dioulasso, une autorisation d'enquête est accordée à l'étudiant dont le nom figure dans le tableau ci-dessous afin de lui permettre d'effectuer ses travaux de recherche dans la Région du Centre-Est :

Nom et prénom	Section	Thèmes	Lieu
LENGLENGUE Ousmane	Attaché de santé en soins Obstétriques	« Influences des déterminants socio-culturels sur la communication parents/adolescents en matière de sexualité : cas de la ville de Garango »	District sanitaire de Garango

Cette recherche entre dans le cadre de son mémoire de fin d'études.

En foi de quoi, la présente autorisation est établie pour servir et valoir ce que de droit.

Le Directeur Régional de la Santé

Ampliations :
- ENSP Bobo-Dioulasso
- Intéressé
- DS Garango

Dr. Henri OUOBA
Médecin de Santé Publique

xii

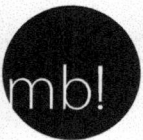

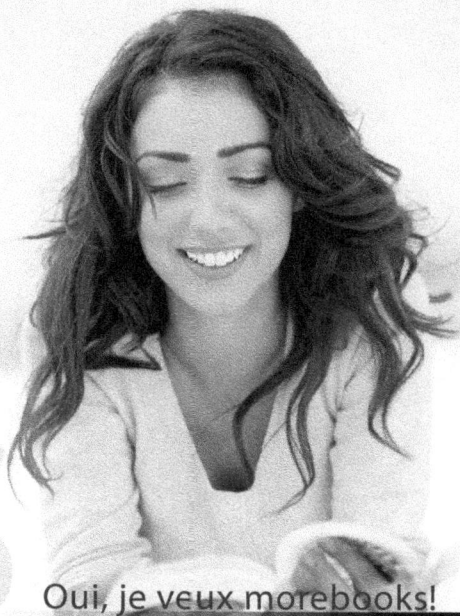

www.ingramcontent.com/pod-product-compliance
Lightning Source LLC
Chambersburg PA
CBHW021113210326
41598CB00017B/1429